本著作系河南省哲学社会科学项目:新媒介视角下河南地方音乐资源的文化资本转化研究阶段性研究成果。立项号:2017CYS036

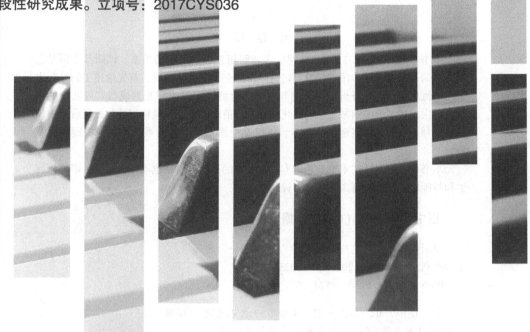

中国钢琴艺术文化
与教学研究

◎ 舒甜 / 著

U0305104

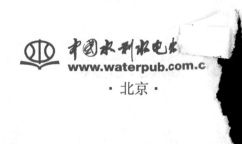

中国水利水电出版社
www.waterpub.com.c

·北京·

内 容 提 要

本书基于"文化""人""教育"三者间相互影响的密切关系，试图基于钢琴艺术文化的视角对当代中国钢琴教育进行思考。全书由七章构成，首先论述了钢琴艺术文化的流派与观点、分析了中国钢琴音乐文化的引入与萌芽及形成与发展壮大的过程；其次探讨了中国钢琴音乐的文化积淀与价值取向及创作风格与结构；最后对中国高校钢琴音乐教育发展现状与演奏教学以及中国钢琴教学的系统方法与实践进行了研究。

本书可作为钢琴艺术类及相近专业类院校的基础教材，也可作为钢琴艺术类研究生和教师以及一般科研人员的参考读物。

图书在版编目（CIP）数据

中国钢琴艺术文化与教学研究／舒甜著. -- 北京：
中国水利水电出版社，2019.4 （2025.4 重印）
ISBN 978-7-5170-7574-5

Ⅰ.①中… Ⅱ.①舒… Ⅲ.①钢琴—音乐文化—研究
—中国②钢琴课教学—教学研究—高等学校 Ⅳ.
①J624.16

中国版本图书馆 CIP 数据核字（2019）第 056759 号

责任编辑：陈 洁　　　封面设计：王 伟

书　　名	中国钢琴艺术文化与教学研究 ZHONGGUO GANGQIN YISHU WENHUA YU JIAOXUE YANJIU
作　　者	舒甜 著
出版发行	中国水利水电出版社 （北京市海淀区玉渊潭南路 1 号 D 座 100038） 网址：www.waterpub.com.cn E-mail: mchannel@263.net （万水） 　　　sales@waterpub.com.cn 电话：(010) 68367658 （营销中心）、82562819 （万水）
经　　售	全国各地新华书店和相关出版物销售网点
排　　版	北京万水电子信息有限公司
印　　刷	三河市元兴印务有限公司
规　　格	170mm×240mm　16 开本　14.25 印张　206 千字
版　　次	2019 年 4 月第 1 版　2025 年 4 月第 4 次印刷
印　　数	0001—3000 册
定　　价	60.00 元

凡购买我社图书，如有缺页、倒页、脱页的，本社营销中心负责调换

前　言

钢琴这一乐器以其优美音色、宽广音域和丰富表现力，在现今人们的音乐生活和社会生活中扮演着非常重要的角色。钢琴起源于欧洲，在其三百年的发展变化过程中经历了不同的历史时期，随着乐器的形制、结构、音色的发展，音乐家的作品风格及钢琴弹奏技巧也发生了变化。钢琴艺术进入中华大地已有多年的历史，它在中国的萌生、发展和嬗变引起了中国音乐学者的广泛关注。

近年来中国在钢琴教育领域取得的成就是有目共睹的，但随着科技大发展以及经济、文化、教育的全球化推进，钢琴教育环境等均发生了深刻的变化。中国学生的钢琴演奏水平整体较高，但在艺术表现与文化认知等方面偏弱，为此，在学习钢琴的过程中，不仅要关注钢琴演奏的手指技巧，同时也要关注钢琴演奏中的音乐部分，继而关注当代钢琴演奏主题的成长与音乐表达，以及主题背后的诸多文化与社会背景。在教学中教师不仅要具备扎实的理论基础，在学术上形成自己独特的见解，还要有丰富的实际演奏经验以及相关的知识。

本书基于"文化""人""教育"三者间相互影响的密切关系，试图基于钢琴艺术文化的视角对当代中国钢琴教育进行思考。全书由七章构成，首先论述了钢琴艺术文化的流派与观点、分析了中国钢琴音乐文化的引入与萌芽及形成与发展壮大的过程；其次探讨了中国钢琴音乐的文化积淀与价值取向及创作风格与结构；最后对中国高校钢琴音乐教育发展现状与演奏教学以及中国钢琴教学的系统方法与实践进行了研究。

本书的撰写注意知识的更新换代和研究成果的前沿性，并努力将其与简明通俗的行文统一起来。此外，本书注意文献史料引述的准确性，对钢琴资料的引用注意随时更新、及时补充，力求真实客观地反映钢琴的发展历史，同时也体现出中国钢琴艺术文化与教学研究的联系。对具体细节问题和学界有争议的话题点到为止，不做深入发挥。

由于时间仓促，本书所涉及内容难免有些疏漏与不够严谨之处，希望各位同行、专家、老师多提宝贵意见，以待进一步修改，使之更加完善。

作　者
2018 年 8 月

目　录

第一章　钢琴艺术文化的流派与观点解析

钢琴（piano）——乐器之王，现已在世界各国广泛流行。钢琴以音域宽广、音色动听、极其丰富的表现力和高难度的演奏技巧，成为人类最喜爱的乐器之一，也因此被人们誉为"乐器之王"。本章主要对钢琴乐器的历史演进、钢琴音乐流派与钢琴艺术，以及社会主义的音乐文化价值观点进行论述。

第一节　钢琴乐器的历史演进

钢琴于 1709 年由意大利人巴特罗梅欧·克里斯多佛利发明。钢琴跟前辈同类乐器如大键琴、羽翼琴等的根本区别在于它使用了琴键敲击弦机，因此才能由离弦很远的演奏者运用手指，利用触键弹奏，去左右振动琴弦，这样，钢琴才具有了特有的优异性能。

在钢琴产生之前，键盘乐器主要为管风琴。管风琴包含古代管风琴、中世纪管风琴、巴洛克管风琴、电子管风琴。最初，管风琴不允许在教堂内使用，从公元 9 世纪开始，管风琴被允许进入教堂。到 17世纪末 18 世纪初，管风琴音乐进入黄金时代，德国音乐家约·瑟·巴赫和亨德尔都是当时杰出的管风琴大师。另外，拨弦乐器中的琉特琴在 14 世纪传入西班牙、意大利和西欧各国，它的声音音质特点和羽管键琴相似。

钢琴音乐自产生以来，其独有的特色经过不同历史时期的演化和发展，使这门具有丰富表现力的艺术达到了极其完满的高度和境界。

一、17 世纪以前的乐器

17 世纪以前的键盘乐器种类繁多，如管风琴、羽管风琴和风琴。

风琴很早就在欧洲城市生活中占有重要的地位，但完善独立的风琴曲是从 16 世纪才开始的。在 16 世纪的欧洲，风琴演奏在当时是很盛行的。德国纽伦堡的盲人风琴师包曼的创作中曾以宗教音乐和民歌为素材，写了大量的风琴乐曲，在城市市民中演奏，并发挥了很好的作用。钢琴的产生与发展和风琴的发展有着密切的联系。

二、巴洛克时期的古钢琴

钢琴乐器的发展与钢琴音乐创作的发展是相辅相成的。每个时代钢琴音乐的成就都与钢琴乐器的发展紧密联系着。追溯钢琴乐器发展的历史，能够使我们更好地了解和理解钢琴音乐作品的发展脉络，从而有益于准确地演绎不同时期、不同风格的钢琴艺术作品。

击弦古钢琴和拨弦古钢琴是流行于 15—18 世纪西方音乐世界的早期键盘乐器，是现代钢琴的前身。与今天的钢琴相比，人们称它们为古钢琴。击弦古钢琴又叫楔槌键琴，在所有西方古乐器中是键盘及弦鸣乐器中最简单同时又是最微妙敏感和极富表情的。

击弦古钢琴的历史可以追溯到 15 世纪。早在 1404 年的一首名为《恋诗歌手的规则》的诗歌中就提到了它。1425 年，德国西北部一个叫名顿的地方，在祭坛背后的雕画中有它的图像。约 1440 年，在阿劳特的手稿及德国音乐家菲尔东的论著《音乐精义》里，有它的结构图示和说明。现存的最早的击弦古钢琴，制造于 1537 年，保存在纽约大都会博物馆里；另一架琴是 1543 年由多美尼科制造，现存在莱比锡卡尔·马克思大学的乐器博物馆里。

与击弦古钢琴同时代的另一类古钢琴就是上面提到的拨弦古钢琴，它又被称为羽管键琴。这类乐器由一个很大的家族组成，它们的形制不一，名称也很多。拨弦古钢琴有许多历史记载，最早的拨弦古钢琴是 1397 年在意大利东北部城市帕度亚，由一个名叫赫尔曼的手工匠人制造的。

在制造原理方面，击弦古钢琴是根据测弦器的原理发展而成的。其发声机构主要由琴码、弦轴、琴弦、齿轨、楔槌、全弦固定制音结、销钉、琴键、平衡轨等部分组成。其中，全弦固定制音结是击弦古钢琴的制音装置。这种制音结是用布条编织并固定在每一根琴弦上。由于制音结的作用，使得击弦古钢琴无论怎样击弦，琴弦都不是全段发音的。

击弦古钢琴的发音特点在于：若要使琴弦发音，就必须使全弦固定制音结与琴弦之间被隔断才能完成。而根据其构造，如要隔断全弦固定制音结，琴弦就被分隔成为发音和不发音的两段。只有不包含制音结的那段才能发音。因此，为了完成发音的过程，就必须借助楔槌这一发音工具。在楔槌敲击琴弦的瞬间，它首先会楔入琴弦，使得琴弦的一部分与全弦固定制音结之间被隔断。这时的楔槌相当于一个琴码成品的功能。之后，楔槌又在卡住琴弦的刹那，槌击琴弦，使琴弦上与制音结相对的那一段发生振动，发出琴音。

羽管键类乐器是由拨弦键结构的索尔特里琴再加上精巧的键盘机构后演化而成的。羽管键琴的发声原理与击弦古钢琴完全不同。其发声机构主要由琴码、琴弦、顶杆、顶杆滑动杆、低层导轨、琴键、琴键平衡轨等装置组成。在顶杆上又有制音器、拨子、舌片、鬃毛弹簧和枢轴等精细结构。

羽管键琴的机械核心是顶杆，即一根固定在琴键末端的细长木条。在顶杆的上端有一个开口，在开口处的枢轴上安装着能上下活动的木制舌片，羽管或皮革材质的拨子就固定在舌片上。当琴键被按动时，拨子随顶杆上升而拨击琴弦，在拨击的刹那，制音器打开，使琴弦振动发音。当松开琴键时，顶杆下降，顺势而落的拨子迫使舌片绕枢轴向后转动直到它能通过琴弦。之后，紧贴舌片的鬃毛弹簧将舌片弹回原处。与此同时，位于顶杆上端开口处的制音器也与琴弦发生紧密接触，在制音的同时，也制止了顶杆继续向下滑动。这时，顶杆复归原位，等待下一次击键。

两种古钢琴在使用和演奏风格上是有区别的，在漫长的历史沿革中，击弦古钢琴主要是作为一种音乐教学和学习用的乐器。它具有金属般的音色。在声音的变化上具有多样性，同时，可以非常容易地弹奏出如歌的效果。由于击弦古钢琴的音调变化多，许多作曲家发现它对于亲切的室内乐是一种得体的乐器。击弦古钢琴适于演奏序曲、奏鸣曲、托卡塔和组曲。J. S. 巴赫于 1723 年创作的二部和三部《创意曲集》，便是能够体现击弦古钢琴演奏风格的重要文献，推动了击弦古钢琴曲目的创作。适于击弦古钢琴演奏的曲目，在结构上通常是两段体；人们在演奏中对歌唱风的强调以及对力度细微变化的要求使改编曲、小型舞曲、田园曲、回旋曲和练习曲居多；在情绪和风格上强调甜美和柔和。

17 世纪的欧洲，除德国以外的其他国家，特别是英国、法国和意大利，人们更喜爱羽管键类乐器。许多作曲家如 D. 斯卡拉蒂、亨德尔等，都曾为羽管键音乐作曲。巴洛克时期的欧洲，羽管键琴不仅作为一种极其普遍的独奏乐器，而且还被用于在室内乐中弹奏通奏低音，以及为歌剧和清唱剧中的宣叙调作伴奏。在法国作曲家创作的音乐中，羽管键琴的最佳性能得到完全的、鲜明的体现，其创作的音乐小品极具羽管键琴的特色，柔和、轻快而明晰，富有丰富变化的色彩，旋律有大量的装饰音，对演奏者的钢琴技巧和艺术趣味要求很高。羽管键琴演奏家及作曲家 D. 斯卡拉蒂发展了双音、两手交叉、重复音、超过八度的琶音弹奏技术等。

最初的击弦古钢琴音域有限，一般不超过二十个琴键，音量很弱。重击琴键时，由于琴弦振动幅度过大，造成琴弦过大的张力，导致琴弦发音不准。此外，击弦古钢琴的琴弦较短，音域无法扩张，因此，演奏者多半只需用三根手指来演奏。但是，由于它自身特有的构造和发声原理，使得击弦古钢琴具备独特的音响效果和演奏特色。击弦古钢琴在击弦发力时，由于着力点和振动点都在小巧的琴码上，因而琴弦的振动幅度极小，发出的音量纤细微弱。但是，又由于击弦发音的特点，使得手指触键的力度可以在很大程度上控制楔槌敲击的力度，所以，使得击弦古钢琴即使在弱力度的音响范围内也具有非常丰富的强弱变化。

羽管键琴则音量较大，声音色彩明亮。但缺点是，用键盘机械通过羽管拨弦，难以实现强弱的音量变化，难以控制音乐的力度。为了解决这一问题，不得不增加羽管键琴构造上的复杂程度。增加顶杆、琴弦和琴键的数量。造成的结果是，羽管键琴通常有两层键盘和数个音栓，通过转换键盘和调节音栓而使顶杆与琴弦作多种结合，以达到改变力度与音响效果的作用。

总之，两类古钢琴所演奏的音乐，由于各自特有的声音特点，表现出不同的风格和情绪。它们虽然在音域、音量及演奏技巧上受到自身原理及构造上的限制，但它们特有的音色效果是巴洛克时期欧洲音乐风格特征的体现。巴洛克来自法语，欧洲音乐的巴洛克时期按照《哈佛音乐字典》的记载大致是1600—1750年，即从蒙泰韦尔迪开始，到巴赫、亨德尔结束，当时没有现代钢琴，只有古钢琴、管风琴、大键琴。当时的古钢琴有两种不同性质的键盘乐器：一种是击弦古钢琴（克拉维科德），另一种是拨弦古钢琴（克拉维辛）。从音域上看，它们只有四组音，音量相当小，没有什么力度和音色的变化，直到莫扎特时期，四组音增加到五组音共六十一键。

最早创造出钢琴独立新风格的是英国古钢琴家威廉·拜尔德和约翰·布尔等人，他们的创作与英国民间音乐艺术紧密地结合在一起，创作出了一系列具有浓厚生活气息的乐曲。其创作体裁主要来自民间的歌曲和舞曲，风格大多活泼、明快，同时他们还成功地创造出了一系列织体手法，确立了古钢琴独特的音乐语汇。

三、历史的变迁

随着欧洲工业与文化的发展，钢琴这种乐器便乘着时代的大潮，在不断的改革与完善中，拓展了其艺术表现的功能。

1709年，克里斯多佛利研制成第一架键盘乐器（四组）。

1720年，克里斯多佛利完成一架钢琴的制作（四组半）。

1726年，克里斯多佛利制成一架钢琴，同一时期德国人昔伯曼也制造出两架钢琴。

1747年，巴赫试奏昔伯曼的钢琴。

1765年，莫扎特9岁时在伦敦第一次见到钢琴。

1767年，莫扎特开始用钢琴为歌手伴奏。

1777年，莫扎特在奥格斯堡试奏斯坦因新制的钢琴。

1781年，克列门蒂开始用钢琴进行演奏。

1790 年，英国勃罗特伍德推出五组半的钢琴。

1800 年，钢琴上黑白键的颜色有了改变。

1808 年，法国人埃拉尔发明了复震奏装置。

1811 年，立式钢琴在市场出现。

1824 年，李斯特在巴黎用六组琴演奏。

1825 年，铸铁弦框取代了原先的木质弦框。

从此之后，钢琴的制造就日新月异，蓬勃发展。随着它的普及，钢琴从皇宫和贵族的沙龙，逐渐进入普通百姓家庭。

在众多的西洋乐器中，钢琴被称为"乐器之王"。无论是表现色彩丰富的和声，还是线条纷繁的复调；无论是风卷残云般的音流，还是委婉、如歌如泣的旋律；无论是气势恢宏的巨著，还是温馨抒情的小品，作为乐器之王的钢琴均能表现得尽善尽美。它除了担任独奏外，还可以与其他乐器合奏、重奏，为器乐、声乐、舞蹈伴奏。由此可见，钢琴在音乐领域里起着举足轻重的作用，是其他乐器无法替代的。

第二节 钢琴音乐流派与钢琴艺术

钢琴在整个音乐的发展历史进程中，凭借其浩大绚丽的文献以及独特丰富的感染力不断发挥着作用。钢琴音乐流派和艺术主要表现在以下几个方面。

一、巴洛克乐派与钢琴艺术

巴洛克时期指的是 1600—1750 年，这一时期，西方的音乐和其他艺术相互交融，展现出更加繁荣的景象，阿·斯拉蒂、J. S. 巴赫、亨德尔、蒙特威尔第等都是这个时期比较有代表性的音乐家。其中，J. S. 巴赫和亨德尔将巴洛克音乐的发展推向了顶峰，尤其以德国作曲家巴赫的贡献最为突出。巴洛克时期和古典乐派时期都是西方音乐史上的重要时段，讲究纵向对位形式的复杂深奥而庄严肃穆的巴洛克复调音乐，后来发展成了音乐线条的起伏更富有变化，旋律进行也更为流畅的、以旋律横向进行为主的古典乐派时期"主旋律加伴奏"的主调和声音乐。对这两个时期钢琴艺术的发展、演变有一个基本的了解是钢琴师生所必需的。

巴洛克（Baroque）一词来源于葡萄牙语"Barocco"，意思是形态不够圆或不完美的珍珠，最初是建筑领域的术语，以复杂迂回的曲线形状，夸张的纹样形式和华丽的造型去表现动感和情调，后逐渐用于艺术和音乐领域。如果把文艺复兴的美学规则比作浑圆的珍珠，那巴洛克的美学规则就是形态不规则的珍珠，这也是为什么用巴洛克这个词语来形容这一时期，它反对文艺复兴时期的庄严、四平八稳、统一协调的艺术风格，崇尚奇特精雕细镂的风格。巴洛克时期的音乐在这一时期得到了迅速发展，推进了整个西方音乐发展的历程。器乐曲和声乐曲同时得到了发展，特别是古钢琴在这段时期得到了很大的提高和发展，为钢琴之后的发展奠定了基础。

巴洛克时期，贵族掌权，乐师都为宫廷、教堂服务，他们所创作出的绝大部分作品是为了取悦上流社会。而宫廷音乐在这段时期占最主要地位，为了显示宫廷的富丽堂皇、贵族的奢华，宫廷乐师创作出的音乐都有着精致细腻和华丽的风格。这一时期崇尚的美学观点是"情感论"，即音乐的目的在于直接引起听众或观众特定的情感，所以作曲家普遍强调作品的情感起伏，使用各种不同的创作手法、创作方式来表现不同的情感状态。例如自然音阶、大调式、简单的织体引起欢快的、向上的感情，而半音音阶、小调式、复杂的织体带来忧郁的、深沉的感情；大音程使人欢快，小音程使人忧伤；刺耳的和声配上急促的旋律可能引起愤怒。而由于更多对音乐的需要和更多对情感的需求的出现，已有的音乐体裁已不能满足其要求，因此音乐作品中出现了许多新的曲式体裁，比如陆续出现了如托卡塔、前奏曲、幻想曲、奏鸣曲、协奏曲、组曲和赋格等重要体裁。其中很多体裁在之后的时期不断地发展、演变，成为了经典的、成熟的体裁形式，至今仍在使用。而在作曲手法上，由于古钢琴的发展和改进，作曲家更加可以不断创造新的表达方式来表达自己所需的情感，如在旋律中加入大量装饰性的音符，节奏强烈、短促而律动，旋律精致、跳跃且持续不断。作曲家们也开始使用节奏、旋律、调式、音色的变化和对比来引导听众们的感情。这时乐谱中开始引入速度、力度的标记，但划分并不精细，而且同一速度一般贯穿一个乐章的始终。这段时期复调音乐占据主导地位，大小调取代了教会调式，同时主调音乐也开始逐渐发展，但宗教音乐在西洋音乐中仍然占有很大的比重。

在奏法方面，巴洛克时期的作品总体说来，速度中庸，音乐平衡、庄严。由于古钢琴音量非常小，钢片拨弦有局限性，所以力度上没有很大的变化，只是采用音区式力度和阶梯式力度，不能做渐强、渐弱起伏的变化。和声上以复调音乐为主，产生了对位法，即在大小调式的基础上把不同的旋律线条按一定原则组织起来，不仅要求横向线条独立，同时还要注意纵向的和声关系。复调音乐是多层面、多线条、多重性的复杂思维，在声音上重视每个音的触键，不但每个音符要有良好的音质，同时还要注意每个线条的歌唱性，奏法上也非常讲究。当时古钢琴演奏强调表现力是靠奏法和装饰音，通常有两种奏法，即连奏和断奏。

在奏法上基本有两种基本原则：第一，音阶性，级进的音弹成连奏，三度以上的音处理成断奏。第二，八分音符弹成断奏，十六分音符弹成连奏。装饰音是为了使旋律更美，更富趣味性，同时也是为了弥补当时古钢琴的局限性而大量出现的一种技法。在演奏上有很大争议，如颤音是从这个音的上方音开始的，装饰音必须在拍子上开始。古钢琴没有踏板，在现代钢琴上演奏巴赫等的作品时可以尝试用一点踏板，以模仿古钢琴的音响，但一定要慎用，不要将踏板踩得太深，也不要将踏板踩得时间过长，以保持复调各声部的清晰。在弹奏方法上，强调手指的单独弹奏，保持固定的手型与平静的手腕，后来转变为一种轻而浅的触键方法。

巴洛克时期最著名的古钢琴作曲家有法国的库普兰、拉莫，意大利的斯卡拉蒂，德国的巴赫、亨德尔。最具代表性的人物就是巴赫，他代表了巴洛克音乐的顶峰。巴赫创作以复调手法为主，构思严密，感情内在，富于哲理性和逻辑性，并在德国民族音乐的基础上，结合和吸收了当时流行于欧洲各国的音乐风格与形式，把巴洛克的音乐发展到了新的高度。巴赫最突出的成就是把十二平均律运用到创作中，大大推动了键盘音乐的发展。巴赫的作品不仅数量上浩如烟海，而且质量也很高，既有十分简洁而极有个性的主题，又有丰富的想象和强烈的表现，以及异常完美的音乐技巧。主要作品有：200多部宗教及世俗"康塔塔"，若干部宗教《受难曲》《平均律钢琴曲集》《创意曲集》《勃兰登堡协奏曲》及《赋格的艺术》等。巴赫成为了巴洛克音乐的一个辉煌的顶点，也为后来西方音乐的创作作出了重要的贡献。因此，巴赫被世人称为"西方音乐之父"。

在创作和表演的过程中，巴洛克音乐展现出其独特的风格，作品的创作和演奏是由同一个人完成的，演奏处于相对重要的位置。

（1）巴洛克音乐的精华在于即兴演奏和演唱。在当时，即兴表演发展到了极高的水平，一名管风琴演奏家能够熟练地完成对位乐曲的即兴演奏。因此，巴洛克时期又被人们称为即兴表演时期。

（2）在音乐风格上，巴洛克音乐的主要特点是演奏与演唱清晰明了，具有明确性。

（3）每一个乐章的演奏速度相对统一，不会出现长时间的渐慢和渐快。

（4）在乐章的演奏力度上，不会出现长时间的渐弱和渐强的过渡状态，采取相对平稳的音量，也称之为"阶梯式的力度"。

（5）受音乐原则的限制，顿音的应用仍比较普遍，而连音的使用则并不多见。

二、维也纳古典乐派与钢琴艺术

18世纪中后期，正值欧洲社会大变革，无论从经济、政治还是思想文化方面，欧洲社会的变迁都对音乐艺术的发展起到了一定的促进作用。当时正值欧洲启蒙运动的兴盛时期，具有资产阶级思维的思想家提出了"自由、博爱、平等、人权、理性"等新兴口号，形成了一个完整的思想体系。维也纳古典乐派的诞生也受到了这场思想运动的洗礼。

18世纪下半叶的欧洲，正处于科技发现和发明不断涌现的时期。电、氧的发现，蒸汽机、纺纱机的发明，都为工业革命的来临奠定了基础，社会经济的迅猛发展也为人们生活质量的提高提供了物质支持。同时，新兴资产阶级代替了旧贵族，控制国家工业生产命脉，也为经济发展进行的资源管理提供了保障。在社会经济发展一片繁荣的欧洲，人们在享受物质生活的同时，更增强了对精神生活的需求。人们已经不满足原有的艺术形式，而开始追求更高雅的艺术氛围，这也就从客观上促进了维也纳古典乐派的诞生和发展。音乐家们利用较从前更有利的物质条件，得以创作出更加顺应社会发展和听众思维需求的独具特色的新音乐派别。自18世纪下半叶开始，欧洲各国相继进入了资产阶级革命阶段。资产阶级取代贵族势力，夺取政权，使资本主义逐步取代封建主义，成为新的政权形式。同时也将资产阶级的思维方式和统治模式灌输到社会的各个领域。当时的音乐创作中也不乏对资本主义社会生活状态的体现。维也纳古典乐派在这样动荡的政治环境下，创作出与社会进程密切相关的音乐艺术，也从一个侧面体现了其顽强和旺盛的生命力。18世纪中叶至19世纪二三十年代属于西方音乐发展史上的古典主义时期。在这个时期，产生了"维也纳三杰"，他们分别是莫扎特、海顿以及贝多芬。这几位杰出的音乐家在音乐创作方面有着深刻的联系，塑造了划时代的音乐风格，对西方音乐的发展起到了重要的推动作用，人们所说的"古典音乐"，通常就是指以他们三位音乐家为代表的"维也纳古典乐派"音乐作品展现的风格。

海顿的音乐作品具有幽默、风趣、爽朗的风格，彰显着人生的无限乐趣，对生活充满了憧憬和喜爱。

莫扎特的音乐作品具有典雅、高贵、优美、细腻的特点，展现着作者乐观、坚定的态度以及对民主、人道主义的向往和追求。

贝多芬的音乐作品富含哲理性和戏剧性，具有豪放、悲壮、激奋的特点。体现着作者坚信胜利的思想以及甘愿为革命奉献的坚定形象，体现了当时的人们为了摆脱封建主义的枷锁，努力实现人民解放的愿望。

三、浪漫乐派与钢琴艺术

19世纪，西方资产阶级的民族革命和民主革命掀起了浪漫主义的思潮，它主张文艺创作不应该拘泥于形式，而要注重自我情感的表达和个性的解放。之后，这种思潮的影响逐渐扩大到了音乐领域。浪漫主义时期的音乐作品具有理想化、诗意化、个性化的特征，更加注重感性意识的表达。浪漫乐派是继维也纳古典乐派后出现的一个新的流派，它产生在19世纪初。这个时期艺术家的创作则表现为对主观感情的崇尚，对自然的热爱和对未来的幻想。艺术表现形式也较以前有了新的变化，出现了浪漫主义思潮与风格的形成与发展。强调音乐要与诗歌、戏剧、绘画等音乐以外的其他艺术相结合，提倡一种综合艺术；提倡标题音乐；强调个人主观感觉的表现，作品常常带有自传的色彩；作品富于幻想性，描写大自然的作品很多，因为大自然很平静，是理想的境界；重视戏剧，研究民族、民间的音乐文学，从中吸取营养，作品具有民族特色。

浪漫主义音乐与古典主义音乐所不同的是，它承袭古典乐派作曲家的传统，在此基础上也有了新的探索。在艺术形式和表现手法上，是继承古典乐派，但内容上却有很大的差异，夸张的手法也使用得特别多。在音乐形式上，它突破了古典音乐均衡完整的形式结构的限制，有更大的自由性。单乐章体裁的器乐曲繁多，主要是器乐小品，如即兴曲、夜曲、练习曲、叙事曲、幻想曲、前奏曲、无词曲以及各种舞曲——玛祖卡、圆舞曲、波尔卡等。在众多的器乐小品中，钢琴小品居多。声乐的作品中出现了大量的艺术歌曲，并将诸多的声乐小品串联起来形成套曲，如舒伯特《冬之旅》《天鹅之歌》等，就是浪漫乐派创新的艺术题材。和声是表现浪漫主义色彩的重要工具，不谐和音的扩大和自由使用，7和弦和9和弦以及半音法和转调在乐曲里的经常出现，扩大了和声范围及表现力，增强了和声的色彩。作曲家创立了多乐章的标题交响曲和单乐章的标题交响诗，这是浪漫主义音乐的重要的形式。

浪漫主义音乐以它特有的强烈、自由、奔放的风格与古典主义音乐的严谨、典雅、端庄的风格形成了强烈的对比。如果贝多芬的音乐只是黑白电影或版画的话，那么浪漫乐派作品则像水彩画和五颜六色的油画。这一时期产生了两种不同的浪漫主义音乐流派。一种是以勃拉姆斯为主要代表的保守浪漫主义；另一种是积极浪漫主义。浪漫主义音乐时期也是欧洲音乐发展史上成果最为丰富的时期，它极大丰富和发展了古典主义音乐的优良传统，并有大胆的创新，这一时期的许多音乐珍品至今仍深受人们的喜爱和欢迎。

浪漫主义时期音乐的发展主要包括早期、中期和晚期三个阶段，其中，早期浪漫乐派主要指的是 1820—1850 年，代表人物有肖邦、柏辽兹、舒伯特、门德尔松等；中期浪漫乐派指 1850—1890 年，最具代表性人物有柴可夫斯基、布鲁克纳、李斯特等；后期浪漫乐派指的是 1890—1910 年，代表人物有施特劳斯、马勒等。

钢琴音乐受到当时浪漫主义思潮的影响，形成了独特的音乐风格，更加注重个人主观情感的表达和抒发，充满了大自然的浪漫气息和民族气息，极富幻想力，融合了多种艺术的特点。例如，有些音乐家在文学方面也有很深的造诣，创作音乐只是他们展示才华的一部分，他们对诗词、话剧、绘画等各种艺术形式都有一定的研究。在他们看来，这些不同的艺术形式的目的和艺术性是相似的，文学和音乐之间的联系尤为紧密。

和声的技巧变得越来越复杂：变化音和声、远关系转调、复杂化的和弦等，都力图把大小调体系的调性轮廓弄模糊，和声逐渐变成一种表现工具，而不仅仅是音乐结构的一个媒介。浪漫乐派作曲家对和声技巧的发展同对音响色彩的兴趣是相辅相成的：这一个时期的乐队规模无限扩大，一些乐器得到改善，又有一些新的乐器发明出来，各种乐器的新奇组合产生了新颖的色彩效果，又丰富了管弦乐队的调色板，从而使这种拥有迷人的音色储备和力度层次的大型管弦乐器成为一种理想的工具。

作曲家由于不太重视对称和均衡、有时甚至摒弃诸如快板乐章奏鸣曲形式的结构原则，因此，当他们使用大型管弦乐队以构筑要求首尾一贯的大型作品时，除了使用"主导动机"外，还借助于其他的附加性手段（例如故事的情节）去加以统一，这就产生了综合性的艺术——标题交响音乐。柏辽兹的《幻想》交响曲是这方面的一部"处女作"，随后，李斯特和后来的理查施特劳斯创造的单乐章音诗（或称交响诗），则是标题音乐的进一步发展。与此同时，有些浪漫乐派作曲家却认为小型作品特别可亲，更便于发挥他们的抒情才赋，也较容易捕捉那些难以捕捉的瞬间情绪，于是，钢琴小品和艺术歌曲首次在19世纪得到推广，成为最富有特性的体裁之一，其中且有浪漫主义音乐的不少著名范作。

四、近现代多元乐派与钢琴艺术

与前几个发展时期相比，近现代多元时期的钢琴音乐在风格上显得更加丰富多变，甚至还形成了各种乐派。这些不同的乐派和各国风格交织在一起，在这个时期出现了很多优秀的音乐家，包括"印象主义"音乐流派的代表人物德彪西；"新古典主义"音乐流派的代表人物斯特拉文斯基；"表现主义"音乐流派的代表人物勋伯格；"新民族乐派"的代表人物巴托克、普罗科菲耶夫等，另外还有一些作曲家努力探索和开拓钢琴音乐新的发展方向，包括赛那基斯·凯奇、梅西安等。在近现代多元时期，钢琴音乐的演奏方法主要是通过手掌或者拳头敲打键盘，也有一部分是通过音块来完成弹奏，还有一些作品是通过在钢琴内部放置螺丝钉或者橡皮的方式改变声音的色彩。

20世纪，钢琴音乐的流派越来越多，加上时代的动荡和变迁，无法将每一个音乐家和其代表的流派、音乐风格进行明确的区分，区分的标准也无法统一，所以，这个时期的钢琴音乐呈现出丰富多彩的形式。

第三节　社会主义的音乐文化价值观点

中华人民共和国的钢琴创作历经一个个社会运动和思想改造过程，通过对钢琴音乐作品进行分析，可以明晰时代在钢琴作品上的影响。无论作曲者是有意识的还是无意识的，其作品都能反映出作者的音乐文化价值观，或者说，作曲者的文化价值观存在于音乐作品中。中华人民共和国成立后，中国音乐家进入了一个音乐创作思想必须全面改变的历史时期，音乐创作的形式也将按照新的模式和框架实施。苏联的音乐理论和发展模式成为中国音乐家创作参考和借鉴的方向。中华人民共和国成立后，百业待兴，文化思想建设成为首要工作。音乐是传播新思想的有效媒介，受到格外重视。中国音乐家重新树立音乐文化价值观的意义非常重大。在传统上，音乐创作具唯心主义倾向，各种流派并存，十分复杂。并且，音乐表达内容比较抽象，比那些能够明确表达内容的艺术形式带有更多的不确定性。因此，只有音乐家构建好个人的音乐文化价值观、价值取向，让他们的音乐摆脱不确定性，才能让音乐为社会主义服务。

对于意识形态改造，音乐具有不可低估的效果，音乐可以传递情感，消除隔阂。音乐鼓舞人心的作用备受重视，它肩负着鼓舞人们斗志、激发人们热情、歌颂社会主义建设、宣传共产主义精神的作用，无论是在城市还是农村，都能使用音乐进行宣传，将革命的内容传递至人的内心深处。

中华人民共和国成立初期，《人民音乐》创刊，它传达着党的音乐文化政策，引导新中国成立以后音乐发展的方向，是中华人民共和国音乐发展的风向标。建立组织是建构中华人民共和国音乐文化的关键，只有这样才能做到有组织、有计划地进行社会主义现实主义音乐文化价值观的构建。个人性质的音乐创作活动不能产生社会主义力量。将音乐家组织起来进行音乐创作，更有利于音乐家统一认识，创作国家需要的音乐。就音乐的功能和作用而言，音乐能够产生广泛而深入的社会影响，音乐本身具有能够改变人的思想感情的伟大感召力，特别是能够感化广大群众，并通过音乐宣传使他们团结起来。用革命的音乐唤起中国广大劳动人民崇高的思想和感情，使沉睡的群众能够投身于革命事业当中，中华人民共和国的音乐使命是引导民众积极参与共产主义社会建设。音乐家统一认识后所创作的音乐作品会在一定程度上改变社会意识形态，这是创造中华人民共和国意识形态的重要实践，这也是我国个人性质的音乐创作所远不能及的。音乐运动在中华人民共和国被有组织地开展起来，并迅速地改变着人们的社会意识形态，音乐作为一种有效的宣传工具发挥着极大的作用。

中华人民共和国成立后，音乐文化逐步进入一个有利于中华人民共和国音乐文化的发展阶段。重新进行民歌收集，特别是收集革命老区的新民歌，为新时代音乐发展奠定了构建性的基础。在音乐创作上，音乐家们深入民间进行收集和整理，然后吸取具有进步意义的民间音乐形态，将其作为创作素材，运用于他们所创作的音乐作品中。新音乐运动重要领导人吕骥的《中国民间音乐研究提纲》对于中国民间音乐的研究方法、目的、问题作出了指导性的论述。中华人民共和国建立后，吕骥担任中国音乐家协会主席，组织全国音乐工作者开展了更大规模的民间音乐收集整理工作。中华人民共和国成立初期，宣传工作传承了解放区文艺宣传的革命工作传统，受到国家和各级政府的重视。新的时代首先大规模展开了全国性的民间音乐采集和整理，尤其是对于革命老区的民间音乐以及在传唱中融入了进步思想的民间音乐的整理，使其成为后来音乐创作的重要素材。

这一时期出现的《陕甘宁老根据地民歌选》《湖南民间歌曲集》展示了中华人民共和国民间音乐的基本形态。与此同时，各个省区、军队宣传部门都先后参与出版了采风整理的民间音乐以及具有地方特色的音乐。如解放军文艺战士在地方民歌的曲调和歌词基础上再次创作出后来蜚声中外的《茉莉花》，根据四川宜宾民歌旋律填词再创作出民歌《槐花几时开》，等等。中国幅员辽阔，历史悠久，音乐地方特性明显，民族音乐风格独特，民间音乐中进步的和革命的内容形式受到重视。这些被整理的民间音乐，内容丰富，民间音乐家也受到了极大的重视。

建构中华人民共和国社会主义现实主义音乐文化，初期是全面学习苏联的社会主义现实主义文学艺术理论，因为这一理论已经在苏联的艺术领域全面展开，在苏联音乐领域里从理论到音乐创作和表演实践都有十分丰富的经验，所以学习借鉴这个理论可以节约苏联为探索该理论所耗费的时间，从而快速提升中华人民共和国音乐发展的速度。

一、引进苏联的社会主义现实主义音乐理论

中华人民共和国的成立，具备了构建社会主义音乐文化并使其繁荣发展的有利条件，基本目标是创作出为最广大的劳动人民所拥有的音乐艺术，更高的目标是用音乐宣传党的思想。

其实，远在大革命时代中国革命的音乐活动刚开始的时候，就介绍了《少年先锋队》等苏联群众歌曲，在革命群众与音乐青年中所发生的影响至为巨大；大革命失败后，在江西、湖南等地苏维埃区域内，革命音乐就在革命运动中传递苏维埃的革命理念，音乐创作也以苏维埃的音乐创作为楷模。有学者指出："他们的作品之所以具有鲜明的人民情绪与强烈的战斗性，他们的作品之所以能够在现代中国乐坛上开辟一条现实主义的道路，与他们从苏联音乐学习得来的创作思想与创作方法是不可分的。"可以说苏联音乐在中国革命时期就已经起到了革命先锋教育影响作用，获得了人们的认同。中国革命的音乐是在苏联音乐的影响与启示之下成长起来。早期的革命音乐实际上就是苏联音乐，一些解放区的音乐家如冼星海也被派往苏联学习。

中华人民共和国文化建设事业迅速向前发展，放眼共产国际，成功的发展模式在苏联已经形成，建构社会主义现实主义音乐就是正确的方向。音乐家们在苏联社会主义现实主义的基础上，结合中国的音乐特点，创作出中华人民共和国的钢琴音乐。音乐创作不但要加入文化建设的热潮，还需要配合经济建设活动，对刚刚进入新时代的音乐家来说，都是从自由的音乐创作状态进入到社会主义意识形态的创作工作中的。正因如此，一场大规模的中华人民共和国音乐文化建设开展起来，苏联的社会主义现实主义理论思想是可以引进的最直接的理论，也是最可靠的理论。音乐家们必须加紧学习这个艺术理论，以便知道创作什么样的音乐作品才是中华人民共和国所需要的。

苏联的社会主义现实主义理论思想是苏联进行社会主义文艺界思想改造过程中，苏联作家、理论家创建的共产主义艺术理论。以唯物辩证法的创作方法、无产阶级现实主义的文艺创作理论服务于苏联的文化建设需要、社会主义现实主义的定义等，都是苏联的作家和理论家在关于创作方法问题讨论过程中提出的。当时的音乐创作并不能够体现出社会主义面对资本主义时所显示出的优越性和进步性，音乐创作必须要发生改变，而且超越资本主义社会的音乐。在苏联，社会主义现实主义理论是一个能够自我完善和自我发展的体系，这个理论不仅指明了发展的方向和方法，同时也考虑到了什么才是音乐发展的推动力这样的问题。解决的策略和资本主义的市场经济推动力理论完全不同，苏联理论家开发出了自我批评的推动方案。钢琴音乐创作在这个文艺批评和自我批评产生的巨大推动力下，发生了快速的发展。

克服形式主义和作曲家消极创作音乐作品，不追求具有高度的思想性的社会主义现实主义音乐作品积极性问题，需要依靠音乐的批评与自我批评来解决。在音乐领域展开批评与自我批评是能够使音乐创作在社会主义制度下保持发展的一个方法。在资本主义制度下，音乐创作靠市场经济竞争提高；而在社会主义制度下。批评与自我批评能够产生比市场竞争更为优越的促进，产生强大的推动力，将社会主义现实主义音乐创作推向新的高度。社会主义现实主义音乐创作理论和批评与自我批评之间能够形成一种机制，成为音乐发展的新的社会主义音乐创作的首车辙道。社会主义社会科学理论研究和实践相结合的科学方法是逐步进行的。同时，也使我们作曲家有责任更集中更深入地而且主要是批判性地评价我国音乐艺术创作方面的情况。苏联音乐之所以具有强大的力量是由于它的现实主义的倾向性，由于它的思想性。苏联音乐牢固的、不可动摇的支柱是马克思列宁主义美学的原则。享有盛誉的苏联音乐家从援华到现身与中国音乐家和音乐理论家合作介绍苏联的社会主义现实主义音乐思想，是政治理论和音乐发展无可置疑的结合典范。

二、推行中国的社会主义现实主义音乐创作

在中国共产党领导下，把握为工农兵服务的方向，深入实际生活，提高艺术修养，努力艺术实践，用艺术的武器来参加逐步实现国家的社会主义工业化的伟大斗争。中国文学艺术界联合会及其所属会员团体加入中苏友好协会为团体会员，并号召全国文学艺术工作者，努力学习苏联文学艺术事业的先进经验，加强中苏两国文学艺术的交流，巩固和发展中苏两国人民在保卫世界和平的共同事业中的神圣的友谊。

广大的人民群众需要用音乐来唤醒和提高觉悟，为中华人民共和国的社会主义建设做出贡献，中华人民共和国的音乐道路逐步在苏联

音乐的引导下，开始了一个新的定向的发展。如追求音乐完美无缺的大小调功能和声体系等，因为只有创作能够体现社会主义现实主义的音乐，才能表达出具有高度的和真正达到了现实主义技法的音乐。

社会主义现实主义的风潮影响和改变着中国音乐家的音乐文化价值观念，因为在国际上，这个理论正如火如荼地蔓延。音乐正在这种政治斗争中发挥越来越重要的作用。作为社会主义阵营中的国土和人口都不容忽视的中华人民共和国，亟须在音乐发展方面迎头赶上其他社会主义国家，钢琴音乐或者演奏就是重中之重。音乐的发展观也会从简单的战争宣传运动转向全面发展。音乐创作方面的探索讨论，是以中国社会主义现实主义音乐创作的代表人物为楷模来进行研究和实践的。

民族音乐和社会主义现实主义创作方法相结合形成发展观被确立，中国的过渡时期的总路线和总任务也需要在音乐创作方面加强发展。在实现社会主义工业化发展和对农业、手工业和资本主义工商业社会结构进行社会主义改造的同时，音乐创作和实践在这个总路线下并不能独善其身，也要对过去的形态进行社会主义改造，发展出中国的社会主义现实主义的新形态。这个指示很清楚地告诉我们，总路线的目的是要对于已经在全国范围内取得胜利的新民主主义社会继续进一步改造，使之在过渡时期结束时进入到社会主义社会。音乐创作在过渡时期也必须充当过渡时期的宣传者，首要任务当然是完成自己的过渡期。

为了迅速建设社会主义文化事业，音乐教育领域的重点院校也有大批的苏联音乐专家前来执教，他们带来了一整套系统的社会主义音乐创作和教学方法，将苏联的经验直接运用到中国的音乐实践中。经过学习借鉴，音乐创作逐步显现出了社会主义现实主义的特征。中国音乐家协会举办了新作品观摩音乐会，以推动音乐创作。在这些活动的带动下，各地的音乐家协会也相继举办此类音乐会，如西南音协和四川省文化局组织的成都、上海新音乐演奏会，都是这个时期的重要音乐活动。音乐创作的社会主义现实主义思想推行仍在继续。

音乐如何表现社会主义现实主义内容，是音乐家的一大难题，革命歌曲类型的音乐能够准确地表达思想内容，但是钢琴音乐则涉及更多的问题。音乐发展必须和中华人民共和国的社会发展要求相一致，中华人民共和国开始了过渡时期总路线，所以音乐创作的方法必定按照社会主义现实主义理论方法进行实践，音乐创作也迎来了创作的过渡时期向伟大的社会主义现实主义过渡的阶段。音乐创作肩负起了总路线前进的宣传作用，像战争时期一样，音乐的宣传作用可以从根本上促进人的思想向着既定的目标勇往直前。对于音乐本身的发展而言，社会主义现实主义音乐创作本身就代表了社会主义音乐发展的先进性，无论从创作技术还是创作思想，都需要在借鉴学习的同时创作出有现实意义的音乐作品，这是一个方向，也是一个需要认真履行的框架。

三、借鉴社会主义国家的音乐家创作

尽管各个国家的音乐特点不同，但是各国之间进行文化交流活动，取长补短，又各自形成自己的音乐风格。在音乐理论方面，同样的交流活动也积极展开，中外合作研究在 20 世纪 50 年代成为时尚，理论家们以马列主义的学说为依据，开展研究外国古典音乐的活动。在那个时期，国际上出现了许多优秀的音乐家，如德国的贝多芬、俄罗斯的格林卡、中国的冼星海。俄罗斯将他们的音乐家介绍给中国音乐家。作曲家格林卡，人们把他和普希金并称，和称普希金为"俄罗斯文学之父"一样，称格林卡为"俄罗斯音乐之父"，因为他像普希金把俄罗斯的文学和语言发展到一个新的历史阶段一样，把俄罗斯音乐提高到一个新的历史阶段，奠定了音乐上的俄罗斯学派的基础，他的清晰而形象的音乐语言、思想和情感在和声语言中的统一、艺术创造上的大胆革新，丰富了世界音乐文化的宝库，对世界音乐文化有着重大的意义。尽管格林卡在 1857 年就已经去世，但是，他的音乐仍旧产生着巨大的影响，中华人民共和国的音乐家对其无比崇敬。其他社会主义国家的音乐家，如捷克作曲家德沃夏克的《新世界》交响乐同时也被介绍到中国来交流，开创新世界的感受内容。特别是钢琴演奏和教育工作人员，面临作品匮乏的问题，这些被介绍过来的国外作品为他们创作钢琴作品提供了可资借鉴的素材。

当然，在这个时期，贝多芬的音乐作品备受推崇，贝多芬的音乐不仅伟大，其音乐所表达的意义也异常深远。这位伟大的革命艺术家的全部创作是和人民的利益紧密地联系在一起的。他的每一部音乐作品都富有革命思想的倾向性、人民性与民主精神。俄国大批评家别林斯基称贝多芬为现实主义艺术的大师。

四、展开对资产阶级音乐文化价值观的斗争

在音乐理论研究方面，中国音乐家协会开展工作，指导音乐理论研究，具体表现如下。

构建社会主义现实主义文学艺术理论下的音乐。在意识形态领域，通过多种共产主义、社会主义的艺术理论研究，在实践中形成了一套文化艺术理论。这个理论也是音乐艺术必须遵循的理论，指导着社会主义音乐家的创作和表演实践，是一个成熟的社会主义的艺术体系。音乐在社会主义现实主义理论下，跨越文化、种族、历史进行沟通，在精神情感上引发一种既定的共鸣。

中国社会主义现实主义音乐的构建。对于从旧时代进入新社会的音乐家来说，其意识形态迅速进入一个国家构建时期。在意识形态改造过程中，音乐所起到的作用显著，由此可见，音乐的发展实践需要一个决定其方向的理论。中国的音乐需要一个理论居先的发展模式，而不是一个自由发展的流派。苏联的社会主义现实主义理论模式为成立伊始的中华人民共和国提供了一个可以迅速在音乐界实施的范式。音乐创作有了一个统一遵循的理论指导原则。

环境是最容易影响人的外源性因素，在环境的概念中，文化环境能够作用于人的判断。苏联的社会主义国家构建了一个文化环境，中华人民共和国的音乐创作实践具备了对外交流的文化环境。

价值取向一直是中华人民共和国成立后音乐创作思想的一个首要问题，关系到音乐家自觉或不自觉的抉择。

中华人民共和国的音乐家以苏联的社会主义现实主义文学艺术理论为基础，接受苏联艺术理论和创作的理念，结合中国的民族音乐素材，构建出新中国音乐。这种音乐不同于音乐本质主义的音乐，并不

完全关注音乐节奏、旋律、音响以及创作技术方面，而是倾向于音乐本体特征，重视音乐的政治作用。

五、对音乐文化与音乐教育概念的分析

音乐文化是人类文化的组成内容之一，音乐教育是音乐文化的组成内容之一。将音乐文化与音乐教育置于社会主义核心价值体系框架内来思考和实践，目的在于发挥音乐文化在中国特色社会主义文化建设中教育人、陶冶人的情操的作用和功能，探求民族音乐文化建设中教育的客观规律，传承中华民族乃至人类的有益文化，树立正确的音乐文化教育观。

音乐文化是人类在社会实践中获得的、与所有音乐活动有关的、表现在物质、制度、精神层面的事物，这是对音乐文化在广义层面的概括；狭义的音乐文化，则表现为人类习得的群体性认知的音乐观念和音乐行为，具体为音乐文化中反映在精神层而的认知。音乐教育是指音乐文化的影响和熏陶，既包括无意识的潜移默化的熏陶，也包括有意识有目的的灌输、影响和塑造，它是与人类的社会实践融合与联系在一起的。客观地说，广义的音乐教育是伴随着音乐的诞生和发展全过程的；狭义的音乐教育则是人类有目的、有组织、有计划的教育行为，包括学校音乐教育、社会音乐教育、家庭音乐教育、自我音乐教育。音乐文化是音乐教育的本源，音乐教育是音乐文化实现的渠道，二者相互依存，互为条件。

在当今世界多元文化共同发展的背景下，中国的音乐文化作为中华民族的共有文化，其发展和传承问题面临巨大的挑战，在多元文化背景下通过音乐教育去传承和传播中国的民族音乐文化，需要我们中华民族子孙积极地面对和解答，必须去探究更有效的音乐教育形式和教育传播途径，在弘扬社会主义核心价值体系过程中将中国特色和中国气派的文化孕育在音乐教育当中。

六、社会主义核心价值体系与多元音乐教育

社会主义核心价值的确立是中华民族实现伟大复兴在文化领域的

壮举，从根本上解决了中华民族前进和发展过程中的理想信念、行动指南等。在当今国际音乐文化多元发展的态势下，有精华亦有糟粕，精华的当吸收和借鉴，糟粕的当识别和剔除，这就需要音乐教育的有效实施。而提高音乐教育的有效性必须找准切入点，实现社会主义核心价值与音乐教育的有效对接形式。

世界是丰富多彩的，不同的民族有着不同的文化渊源，产生出不同的文化内容、文化观念和文化需求，使得国际社会的文化呈现出多元纷呈的特点。客观地说，任何一种文化都有其合理的成分，反映出其能够具有生命力的必然性。但并非是每个民族都能够认同的成分，因为音乐文化亦需要社会主流价值观的认同，不同的国度有着不同的音乐文化价值观。在音乐文化的大前提下，导致音乐教育也必然是多元的。在知识全球化背景下，曾有人类学的"跨文化生存"和"再阐释"概念对当今音乐教育理论造成冲击，似乎要将人们带入单一文化认识的限制之中，因此就提出了解决文化身份认同问题。

伴随着我国音乐不断推进的过程，西方的音乐文化已经对本土的音乐文化带来了巨大的冲击，如何寻求音乐文化定位和传播民族的音乐文化，甚至是透过音乐文化去反映民族特色文化成为我国文化建设中需要充分认识和把握好的问题。不可否认，不同文化间的逾越、碰撞、融合已成为当代文化交流中不可回避的趋势，音乐文化作为文化系统中最为活跃、最能代表一个民族本质和文化特征的形式必然首当其冲。尽管音乐文化的传播和继承有着不同的形式，但其有意性、目的性的音乐教育活动必然对其有着导向作用，通过对音乐文化中最重要的因素，如传统、经验、技能的传授与熏陶，使受教育者接受其影响和教诲，从中积累音乐知识，得到音乐教育的教化。因此，可以说，音乐教育活动是音乐文化的传承与发展的途径和载体，音乐教育活动向人们传递的知识和影响包含于其所传递的具体内容之中，这些内容表现着音乐文化的基本内核，使后来人对先行者所创造的音乐文化通过耳濡目染的过程得到适应，继而认可和继承前人所创造的音乐文化，使得具有民族音乐风格特征的不同音乐文化得以延续和传承，并在延续和传承的过程中保持民族音乐的主体风格。

传承音乐文化，文化主体的主观意识是核心因素，文化认同结果的取得来源于文化主体特质的文化属性。民族文化学和民族音乐学的观点认为，文化都是源于民族并属于民族的。传统文化的表现、积淀与传承，既是文化主体的文化经验、文化自觉与文化创造过程，也是对一个民族文化的深层意识与行为和形态探索和积累的过程。音乐教育则承担着挖掘保护和培养传统音乐文化形态，确立和体悟传统音乐文化的主体意识的功能，构成传统音乐文化沿袭的运作过程。所以，在音乐文化传承中，我们主要依托的就是音乐教育这一载体，而音乐教育在当代中国和多元化的世界音乐文化格局中，只有坚持社会主义核心价值所倡导的方向性才能够充分体现时代性，把握规律性，富于创造性。

七、社会主义核心价值体系倡导下的音乐文化传承

中国传统音乐文化到目前为止，尚未取得应有的地位，归根结底在于中国的音乐文化没能充分对外传播，而没能对外传播的根本原因是缺乏文化自觉的意识和行为。原因是我们缺乏对于民族音乐文化传统的传承、传播，传统民族音乐文化在音乐教育的主渠道——学校教育中不足。解决这一问题应把握两个方面：一是进一步明确强调民族音乐在学校音乐教育中的主体地位，把音乐文化主体意识的确立和强化作为音乐教育的目标，特别是要进一步加强对社会主义核心价值的深入研究，发掘其内在深刻的民族精神；二是进一步探索传承音乐文化的音乐教育载体的多样性和有效性，努力实现中国音乐文化走向世界的新途径和新方法，创新必须立足于中国当代的国情，让中国的民族音乐文化充分反映中华人民共和国的新面貌和中华民族厚重的历史感。

当前，寻求本土文化资源，弘扬本土文化已成为世界各民族谋求生存、促进发展的基本国策。在这样的时代背景下，我国的民族音乐文化同样需要国人的继承和发展，但是必须立足时代发展的潮头，积极探究国外的做法，将时代精神和我国深厚的历史底蕴有机结合起来。若要实现中华民族的复兴大业，就必须深刻理解什么是中国气派和中国特色。

我国民族音乐的特色是十分鲜明的，她本身就是一部瑰丽的史诗，我们需要的是深刻理解和懂得中国的民族音乐文化，然后才能够在五彩缤纷的世界多元文化教育的潮流中，保持充分的文化自信和文化自警，保持中国这一具有悠久历史文化和独特音乐文化传统的东方大国的美誉，弘扬民族文化精髓。我们还必须时刻保持清醒的头脑，以全球化的音乐文化视野来探索和树立适合本民族文化发展的音乐教育理念，充分汲取外来音乐教育思想的有益部分，在不断实践的过程中，探求符合中国国情、具有中国特色的音乐教育体系。我们也不能忽略音乐文化和音乐教育作为上层建筑与中国特色社会主义市场经济基础发展的关系，务必保持好音乐文化和音乐教育服从和服务于人民群众根本利益的主方向；我们务必要坚持将中国优秀的富有浓厚民族特色的音乐文化通过更加合理有效的方式向世界人民传播，我们必须增加交流，因为音乐是互通的，只有我们积极推进音乐教育的改革，才能够让更多人和更多民族了解中国文化，赞赏中国文化。

必须正视教育与文化间的必然联系，文化教育对文化建设的促进作用，充分认识到我国音乐文化的发展依赖于我国教育的进步，要认真贯彻党的十九大精神，实现我国文化的大发展大繁荣，就一定要改变我国音乐教育的现状，让以中国元素为基本要素的中国民族音乐和民族文化在国内发扬光大，在世界广为传播。

第二章　中国钢琴音乐文化的引入与萌芽

钢琴是一种产于欧洲的乐器，它在一定程度上体现了人类手工作业的发展水平。在中古时代就陆续地出现了一些"古钢琴"，这些型号和结构各不同的古钢琴就是现代钢琴的雏形。世界上的第一架现代钢琴是克里斯多佛利制作的，这位意大利的乐器制作师在制作这架钢琴时也是历尽艰辛，最终将理论与实践相结合，在1709年钢琴问世。而这个时候的中国正值中国清朝康熙四十八年。本章主要从中国引入钢琴音乐和中国钢琴的萌芽与探索进行论述。

第一节　中国引入钢琴音乐

一、古钢琴时代

（一）利玛窦与古钢琴的传入

利玛窦（1552—1610）将古钢琴带入中国的三个阶段：

第一阶段：利玛窦于1582年在中国澳门传教。他先到了广东肇庆，并在肇庆建起了一座天主教堂，这座教堂里有他带来的西洋乐器。这种乐器结构新颖、声音柔和，吸引了许多当地的群众，但是史料未指明是何种乐器。

第二阶段：利玛窦在广东居住生活了十几年，其间，他还去了江苏、江西等一些南方省份的城市进行传教。为了让中国人适应天主教，利玛窦到中国不久，就穿戴起儒冠儒服，一面介绍西学，一面学习中国语文，钻研中国典籍，研究中国的宗教和习俗，极力糅合中国的儒家学说。经过一番曲折摸索，利玛窦很快融入了中国社会，成功地进入了中国官僚士绅的活动圈子。他的传教方式是学术传教，即先展示西方科学仪器，宣传西方科学技术知识吸引好奇的儒士，以广博的知识和全新的见解让他们眼界大开，以此取得儒士们对他的好感和尊敬，然后进行传教。他还根据当时的情形提出了一个适合中国国情的传教方式，即以尊重中国文化为前提，利用"天主"做障眼，借用"尊孔""崇儒"作为传教外衣，使传教在中国本土化，从而赢得了明朝皇帝的信任。

第三阶段：1598 年，他离开广东去了北京，企图觐见神宗皇帝，以达到长期在北京传教的目的。但是这次他未能如愿，神宗皇帝没有见他。于是他于 1601 年 1 月 24 日（明万历二十八年十二月二十一日）第二次来到北京，几经周折，觐见皇帝的请求终于被批准，他给皇帝带来了许多礼物，其中就有古钢琴。

利玛窦带进的这架古钢琴是拨弦古钢琴还是击弦古钢琴，史学界各有其说。而最权威的记载，应是利玛窦的意大利文手稿原件，经查阅利玛窦日记的原版资料，得知此琴名为"manicordio"（意大利文）即击弦古钢琴，英文为"clavichord"。译成中文就是克拉维科德。

（二）古钢琴的应用

古钢琴进宫之后，神宗皇帝对这件庞大的乐器惊叹不已，于是神宗皇帝便欣然接受了这件极其珍贵的礼物，并即刻传旨由宫内教坊司派演奏弦乐器的四名太监，向庞迪沃神父学弹这件乐器。一段时间后，四名太监学习了钢琴曲，并配上了歌词。利玛窦根据他们弹奏的这些乐曲和其他歌曲的曲调填写了八首歌词，并编辑成册，以中文命名为《西琴曲意》，共有八章，且每一章都加了小标题。①

从音乐方面看，古钢琴的到来，并没有对中国当时的音乐现状造成影响，原因是传入的数量极少，并且主要在皇宫和教堂。进入皇宫的也只是受宠一时，待皇帝的兴致退去，就被冷落到了一边。由于这

---

① 于《西琴曲意》的由来利玛窦在"引子"中做了说明："万历二十八年，岁次庚子，窦具贽物，赴京师献上，间有西洋乐器雅琴一具，视中州异形，抚之有异音。皇上奇之，因乐师问曰：奏其必有本国之曲，愿闻之。窦对曰：夫他曲。旅人罔知，惟习道语数曲。今译其大意，以大朝文字，敬陈于左。第译其意、而不能随其本意者，方音异也。"

是作为礼物献给皇帝的，在当时的封建制度下，接触钢琴的人数有限，只有皇帝一人和极少数人能够接触。因此，这架古钢琴仅在皇宫里得到了极有限的传播和应用，在教堂里的仅仅是唱弥撒时用于伴奏，所以很难产生影响。但是从此，古钢琴这种西洋乐器在中西文化交流史上，留下了光辉的一页。

据说，在1640年（明崇祯十三年），崇祯皇帝突然想听西洋音乐，并希望德国天主教传教士汤若望神父为其再造一架琴。于是神父从河南招来徐修士协助工作，但这位修士不久即死去，故这架琴并未制成。而原先利玛窦所献之琴被汤若望在皇帝的库房中发现，此时琴虽已破旧损坏了许多，但修好后又被送回宫中。至清朝康熙帝继位时，这架琴已面目全非，无法使用。后来，由于历史年代的变迁，此琴就去向不明了。

（三）康熙、乾隆与古钢琴

公元1644年，清兵入关，明朝灭亡，开始了清王朝对全国的统治。以明末来中国的德国传教士汤若望为代表的部分耶稣会士转为为清统治者服务。汤若望以其学识渊博受到清廷的赏识和重用，被任命为钦天监掌印官，其荣恩达到外国人前所未有的程度。外国传教士们在我国的地位也日渐提高。

从现在的一些史料中没有找到对顺治时期古钢琴传入情况的记载，但在皇朝典籍、朝廷官员的杂记、清初文人的笔记小说或游记中对古钢琴的描绘却不少。例如清初历史学家谈迁在其著作《北游录》（记录了他1653—1656年期间在北京的见闻）中记载："甲午癸巳，晨入玄武门，稍左天主堂，访西人汤道末（即汤若望，字道末）……登其楼，简平仪、候钟、远镜、天琴之属。琴以铁丝，琴匣纵五尺，横一尺，高九寸。中板隔亭，上列铁丝四十五，斜系于左右柱，又斜梁，梁下隐水筹，数如弦，缀板之下底，列雁柱四十五，手按之，音节如谱。"

这段文字明确了在玄武门的天主教堂里见到的"天琴"，即古钢琴。并对古钢琴的名称、形制构造、演奏方式都做了描述，这说明在利玛窦之后陆续有传教士携古钢琴来中国。

1. 康熙与古钢琴

康熙皇帝爱新觉罗·玄烨（1654—1722），是中国历史上文治武功卓著的帝王之一。当时传教士汤若望与杨光先的"历法之争"，使康熙皇帝迫切希望了解西方自然科学知识，并以西洋人为师。他聘用了一批精通音乐的传教士入宫做音乐教师，教授古钢琴的演奏技巧及西洋乐理知识。其中，著名的教师有三位，即：意大利籍天主教遣使会士德理格，葡萄牙籍天主教耶稣会传教士徐日昇，比利时籍天主教耶稣会传教士南怀仁。

其中，徐日昇有很高的音乐造诣，他1673年进京，向康熙进献了一台管风琴和一台古钢琴。关于康熙曾学过何种乐曲史料并无明确记载，唯一可考的是清初钱塘人高士奇所著的《蓬山密记》中的记载："康熙癸未三月二十六日，臣士奇随驾入都……二十一日……至渊鉴斋，上垂问许久：观四壁图画，转入暖阁，彝鼎古玩西洋乐器种种清响：……四月十八日召至渊鉴斋，闲谈许久说及律吕如何探讨颇得其要。有内造两洋铁丝琴，（即古钢琴）弦一百二十根，上亲抚普庵咒一曲：因云箜篌唐宋有之，久已失传，今得其法。令官人隔帘弹一曲，……十九日赐西洋画三幅……"其中的"普庵"是宋代一位著名的僧人，《普庵咒》是一首古琴曲，在当时流传甚广。这说明康熙皇帝能在古钢琴上弹奏中国古琴曲《普庵咒》，由此可知，康熙皇帝不仅已能熟练地弹奏古钢琴，而且还有将中国乐曲在西方键盘乐器上再现出来的能力。

徐日昇去世后，以精通音乐著名的意大利籍传教士德理格担任了康熙帝的音乐教师，此人擅长演奏古钢琴。还曾为佟国舅家中的"铙钹"和"键琴"调过音。在《清宫十三年——马国贤神甫回忆录》中有这样的记载，"当康熙帝确信德理格通晓音乐时，就命令他：必须前来住到佟国舅的住宅里，调准铙钹和键琴，皇帝陛下在所有各地的皇宫中都有许多这样的乐器……"文中的"铙钹"和"键琴"经陶亚兵先生考证分别为拨弦古钢琴和斯宾耐琴。由此看出，康熙时期，古钢琴不仅仅在皇宫里，而且已经进入了皇亲国戚的家庭中。

此时在皇宫中除了"击弦古钢琴"是明末传入宫廷的，向宫廷进献过古钢琴的传教士还有毕方济、汤若望和徐日昇。这时期宫中的古钢琴有法国制造的击弦古钢琴，有德国制造的拨弦式古钢琴（包括羽管键琴和斯宾耐琴），品种和数量越来越多。

2. 乾隆与古钢琴

乾隆皇帝爱新觉罗·弘历（1711—1799），是清王朝继康熙之后又一位有作为的君王①。历史上无资料显示乾隆皇帝亲自学习或演奏过古钢琴。但是乾隆皇帝承袭了康熙帝对西洋音乐的兴趣。1741 年 8 月（乾隆六年）乾隆下旨组建了一支西洋乐队。古钢琴在乾隆时期不仅可以自己制造，而且已得到了广泛的应用。

（四）古钢琴的衰退

康熙皇帝历来倡导"学以致用"的思想，因而对西洋音乐不仅"猎奇"，而且"求知"，促进了西洋音乐在宫廷的传播。作为一位封建帝王，能够对西洋音乐感兴趣，亲自向西洋传教士学习古钢琴演奏之道，并令皇子们学习西洋乐理，从而使皇室成员与太监们对西洋乐器有所接触和学习，客观上促进了这一乐器在宫廷与士大夫之间的传播。宫中的西洋乐器虽然在数量上较之前增多，但实质上还是一种"西洋景"。由于乾隆、嘉庆时期实行了严格的海禁，又加上当时时局维艰，所以，古钢琴在中国的传播最终没有进行下去。

二、现代钢琴的出现与早期钢琴教育

现代钢琴在中国的出现过程：

（1）1840 年的鸦片战争，西方列强用洋枪大炮打开了中国的大门，中国的封闭状态被打破，中西文化交流也改变了过去以传教士为主要传播媒介的局面，西方文化以更加广泛的渠道传入中国。从东南沿海至长江中下游许多城市被强行定为通商口岸，大批外国商人和传教士涌入中国，他们不仅带来了鸦片、宗教，也带来了现代钢琴。此

---

① 他所处的时代正值清王朝的鼎盛时期，国力强大、经济雄厚、政治稳定，西洋乐器的种类更趋丰富，有铁丝琴（古钢琴）、长拉琴（小提琴）、大拉琴（大提琴）、西洋箫（长笛）和琵琶（吉他、曼陀林）等。

时，钢琴在欧洲出现一百多年后，中国才逐渐接触到真正的现代钢琴。

（2）1842 年中英《南京条约》签订后，当时在上海出现了一家英国琴行，英国商人认为在中国会有很好的市场，即便平均每十户人家一台钢琴，无疑也是个巨大的销售市场。他们充满自信地运来了大批钢琴。在当时的中国社会条件下，实际上并不存在他们想象的钢琴市场。

（3）19、20 世纪之交，欧洲浪漫音乐进入末期之时，中国出现了教会学校，才开始有民间的钢琴教学活动。然而，钢琴真正在中国大地站住脚，取得社会地位，是在 20 世纪初的"学堂乐歌"运动中实现的。"学堂乐歌"主要是将某些日本、欧美歌曲的曲调，填上具有反对封建思想、要求富国强兵内容歌词的歌曲，是与传统中国音乐截然不同的新的音乐形式，是我国近代音乐的开端。新的音调、新的素材，中国传统乐器难以为它伴奏，于是钢琴便参与了进来，并因此得到了广泛的传播。

（一）现代钢琴在中国出现

1842 年的中英《南京条约》签订之后，上海、广州、宁波等港口城市先后出现了销售钢琴等西洋乐器的洋行。钢琴逐渐在上海、北京等地的外国人和中国有钱人的家庭及教会学校中出现。清朝的皇宫中也有数架钢琴，曾在清宫中为慈禧太后画过像的美国画家卡尔描述说："朝堂之后轩，有外国批雅拿三具。有一具最大，新由外洋运到者。太后极愿予辈挥弦一试。子是裕庚女公子二人，各为之歌再行。即阁，太后又命予往试之。予遂亦为之抚弦操动移时，太后又请裕庚女公子，按琴声而舞，二公子遂作德国之二人旋舞，以娱太后。"文中的"批雅拿"是"piano"的音译，指钢琴；"裕庚女公子二人"即当时驻法国公使裕庚的两个女儿：德龄和容龄，她们在法国学习过钢琴和芭蕾舞，可以说是最早在国外学习钢琴的中国人。德龄担任过慈禧太后侍从女官，她曾在《清宫禁二年记》书中详细记载："朝堂中，有琴数具，均甚美。"德龄曾教光绪皇帝弹钢琴，① 光绪皇帝极爱洋琴（即钢琴），各种乐器一学即会，是非常喜欢西方音乐的皇帝。溥仪皇帝不仅喜欢钢琴，且演奏技巧非常熟练，"抚弄自如"。他还聘请虎坊桥关记琴行主人关善亭为教师专门教授钢琴的演奏知识。

清朝末年，中国社会名流的家庭中，常以摆设一架钢琴来彰显自己的身份与地位，当然也有相当一部分人能熟练地弹奏钢琴。曾以外交官的身份出使英、法、俄等国的清末大臣曾纪泽，不仅通晓律吕之学还会弹奏钢琴，并且他的妻子女儿都会弹钢琴。李叔同在天津的家中有一台奥地利驻津领事赠送的钢琴，父亲过世时，他还用钢琴伴奏，请一班儿童在灵堂前唱哀歌。被奉为"四大家族"之一的宋氏家中也有一台钢琴。②

那个时代，对大多数中国人来说，钢琴价格昂贵，一般家庭无力购买。1895 年上海摩德利琴行出售的英国造钢琴，每架售价为 40 英镑，出售时以 9 折计算，即 36 镑，折成白银 260 两，普通平民根本消受不起。随着中外贸易的发展，国外钢琴商家为了争取中国市场，对钢琴在我国的普及做了许多有利的宣传，钢琴商行逐渐增多，出现了组装钢琴的琴行，钢琴价格有了明显的下降。19 世纪末的上海已经形成国内最大的钢琴市场，从一个侧面反映出当时上海钢琴业的兴旺局面。真正使钢琴对中国人产生影响的不是商人的活动，而是西方文化的渗透与钢琴音乐文化传播。

（二）中国早期的钢琴教育

从明代晚期到清代戊戌维新变法之前，是中西音乐文化交流的重要时期，传教士在其中起着桥梁的作用，他们在音乐的传播过程中扮演重要角色，主要贡献有：①传授乐器演奏知识；②编撰音乐书籍；③引入西洋乐器；④为西方钢琴艺术在中国生根发芽播下了希望的种

---

① 德龄说：光绪皇帝不但喜欢中国的管弦乐器，而且也喜欢外国所进宫中的"批雅拿"，"帝悉能在乐器，模之成调，与原音酷肖。"

② 宋庆龄的母亲倪桂珍弹得一手好钢琴，少女时代的宋庆龄，常在晚上"凝视着妈妈——一个典型的基督教信女弹奏钢琴，静听爸爸高亢的伴随着琴声唱起美国南方民歌。"

子；⑤拓展了国人的视野。

传教士一方面在中国各个城乡布道；一方面开办教会学校。教会学校的课程设置包含现代学校教育体系中的文史哲、数理化、音体美等课程，并且还开设了可选修的钢琴和其他乐器课程。① 在中国最早创办的基督教学校是1839年在澳门以传教士马礼逊命名的"马礼逊纪念学堂"，"是中国人最早在新式学校中接受音乐教育的学堂"。

1881年美国基督教监理会传教士林乐知在上海创立"中西书院"，课程设置中西兼备，尤其注重英语和琴科，修习期限共计八年，每年均设"习学琴韵"课。上海圣玛利亚女书院是1881年以合并"俾文""文纪"两个教会小学成立的，当时学校有钢琴一架，作为教学工具，1903年增设琴课，课程设置分为西学斋、中学斋、琴学斋三类，其中琴学为选修科目，"选学琴科的人数最多时有85～120人。"1892年美国教会经林乐知建议、海淑德筹划在上海创办"中西女塾"。办学要旨：提供高等普通教育，中西并重，教授西洋音乐等。音乐是该校三门选修课之一，以钢琴为主，教材都是美国出版的西方经典音乐作品，"钢琴选修生约占全校总人数1/3至1/2，钢琴的修业期限包括小学阶段不少于12年。"并且时常举办形式多样的音乐会。每周一次面向音乐科公开的小型音乐会。每月一次向全校公开的中型音乐会。半年一次向家长汇报的大型音乐会。毕业生向社会公开的个人音乐会。这样既锻炼了学生的演唱、演奏能力，又使教会学校的音乐教育在社会上扩大了影响。

1898年，在上海由中国人经元善发起创办的"经正女塾"开设了琴学课。② 其他如上海的"清心女塾"（1861年）、浙江湖州的"湖郡女塾"（1878年）、北京的"贝满女塾"（1864年）、"育英"（1864年）、"汇文"（1871年）等都设有以钢琴为主的琴科，中国学生从此

---

① 其设立的音乐教育打破了我国传统音乐的传承方式，开创了中国学校音乐教育之先河。为中国20世纪20年代后期所兴起的专业音乐教育培养了一大批人才，对我国音乐教育的发展起到了一定的推动作用。

② 这是一所中国人自己开办的学堂，开创了中国人进行钢琴教学的先河，但由于学生的数量不多，因而未在社会上造成多大影响。

有了学习弹奏钢琴的机会。

我国第一代钢琴家李献敏曾回忆："记得我的老师教我认谱，只告诉我中央 C 在哪里。事实上她不懂得弹琴的正确方法，从来没告诉过我手应该怎样放，也不示范给我看，只是让我弹圣诗。"少数水平高一点的会弹拜厄练习曲和初级钢琴曲。由此看来这样的教学是不能培养出真正的钢琴人才的，但是，作为钢琴普及教育，他们已经完成了历史使命，为中国培养出了一大批钢琴爱好者，为中国钢琴教育的发展和"学堂乐歌"的兴起打下了坚实的基础。因为钢琴真正在中国大地站住脚，进入中国人的生活，取得社会地位，是在 20 世纪初的"学堂乐歌"运动中实现的。1898 年，戊戌变法的领导者康有为，在给皇帝的《请开学校折》中说："……令乡皆立小学，限举国之民，自七岁以上必入之：教以文史、算术、舆地、物理、歌乐，八年而卒业。"文中提出关于设立"乐歌"课程的主张。尽管戊戌变法以失败告终，但维新思潮已难以遏止，"新学"的影响逐渐深入人心，在日本、欧美的留学生中出现了从事音乐教育的有志之士，他们带来了新的思想、新的文化，形成了中国音乐史上前所未有的音乐潮流，第一点是"学堂乐歌"运动；第二点，尤其是"维新"之后，在其发展的高潮期，"文化界出现了介绍欧美科学文化、创办新学堂、出版报刊和组织各种文化社团"等现象，最引人注目的是在新学堂里开设"乐歌课"，不拘一格地引入西方的乐器、乐理和记谱法，借鉴某些日本、欧美歌曲的曲调为音乐课编创歌曲。这些新的记谱法和音乐旋律与中国传统音乐有很大的差别，因此，中国乐器难以为它伴奏，于是钢琴便参与进来，通过它学习五线谱、视唱练耳、为歌曲伴奏等，使之成为教学中的重要工具。从此，钢琴作为学习西方音乐最理想的乐器，乘着"学堂乐歌"之风，永远地留在了这个东方古国，并且永远置身于中国音乐之中了。

19 世纪末，许多中国青年假道日本，学习西方富国强兵之道，其中，有一些青年在日留学期间选学钢琴。据统计，1902—1911 年期间赴日留学并选修钢琴者有 14 人，分别是：曾志态、萧友梅、李叔同、王志超、李侨、朱俊、冯鸿图、张竞新、余边申、胡蕴庄、林淤、余景新、刘鼎桓、柯丁丑。

"南京两江优级师范学堂"于 1902 年创办，1906 年特设"图画手工科"，是我国近代官办艺术师范教育的鼻祖：具体的音乐科目有乐典、风琴、钢琴、唱歌，悉用五线谱。1906 年和 1907 年的"两届毕业生是我国南方第一代受过正规师范教育的艺术师资"，"浙江两级师范学校"于 1908 年创建 1912 年增设图音手工专修科，音乐课程有：乐典、和声学、练声、视唱、独唱、合唱、钢琴、风琴、作词、作曲。

三、早期中国钢琴音乐的演奏与创作

(一) 早期中国钢琴音乐的演奏活动

20 世纪初，上海飞速发展，成为世界知名的国际化大都市。开放的社会、繁荣的经济，吸引了西方艺术家的视线：上海一时成为他们理想的伊甸园，从客观的角度来说，外国学者的到来，为促进中外文化往来做出了很大的贡献，也为我国音乐引入了许多新的元素。

上海音乐的发展过程：

(1) 1904 年，曾在李斯特国际钢琴比赛获奖的意大利钢琴家梅·帕契，在上海德侨俱乐部举行了一场钢琴独奏音乐会，这是有史料记载的中国最早的个人钢琴演奏会。

(2) 1907 年，上海孤儿院在苏州路天安堂举办了一场筹款音乐会，邀请了清心女校、中西书院乐部、卓越音乐会、虹口唱诗学堂的学生唱歌、奏乐，其中有钢琴独奏两首、四手联弹一首。

(3) 1912 年 11 月，留美音乐博士史凤珠在上海"中华女子音乐协助会"成立音乐会上演奏了钢琴节目。"据老一辈钢琴家丁善德先生回忆，当年上海有位裘茂衡先生，常在音乐会上演出钢琴独奏节目，他的主要拿手曲目是莫扎特的《土耳其进行曲》（K.331 第 3 乐章），被当时公认为最高水平的演奏，由此可知那时中国钢琴界的实际水平。"

(4) 1918 年，梅·帕契应上海音乐会经纪人斯特洛克之约，再次来到中国举行钢琴音乐会，并从此常住上海。在 1919 年以前还没有一个中国人具备独立举办钢琴演奏会的专业水平，只是在音乐会中有一

些钢琴的节目。

（二）早期中国钢琴音乐的创作

20 世纪初，随着外国学者的到来，钢琴音乐被广泛流传，人们也开始接受并欣赏这种音乐风格。中国人的一大特点就是爱钻研，爱学习，他们在欣赏这种音乐的同时，开始慢慢地领会其中的真谛，逐渐地掌握了钢琴音乐的创作方式。在这个刻苦钻研的过程中，慢慢形成了具有我国民族风格的独特作品。

虽然这个时候的钢琴音乐在我国还只是一点小火苗，但星星之火可以燎原，在我国的传播速度非常快。钢琴音乐的独特风格吸引了我国很多有志之士，他们满腔热情地投入到了创作之中。这就是我国钢琴音乐创作的开端。

取得了重大成就的音乐创作者有很多，赵元任（1892—1982）是我国著名的语言学家，可以说，他将一生都奉献给了我国的钢琴音乐创作。

1917 年赵元任创作钢琴曲《偶成》，"偶成"，顾名思义，就是即兴做成的意思。这首音乐作品的曲调还遵循着中国传统音乐的风格，不过为了更有特色，赵元任在其中加入了一些装饰音。此后，1919 年他又创作了钢琴小品《小朋友进行曲》；1919 年改编的歌曲《尽力中华》，配有钢琴伴奏。此外，还有一首长笛与钢琴二重奏《无调歌》。他的目的在于为写作具有民族风格的多声音乐进行试验：《和平进行曲》附录中有这样的描述："赵君元任研究乐理有日，于所谓和音者，既深造有得，以其暇日，制调谐声，以自愉悦。"

萧友梅（1884—1940）是我国近代著名音乐教育家、作曲家和音乐理论家，也是我国专业音乐创作的开拓者。萧友梅的《夜曲》创作于 1916 年 11 月，仅晚于赵元任 1915 年创作的《和平进行曲》，是中国音乐家创作的第二首钢琴独奏曲。该曲在创作手法和风格上受到欧洲古典主义时期至浪漫主义早期钢琴作品的影响，旋律流畅、优美，颇有几分肖邦《夜曲》之风范。其曲式结构比较奇特，既非二部曲式也非三部曲式，而是一个不带再现的特殊多段体，外加引子和尾声。

1916 年 12 月，他有感于革命家黄兴、蔡锷的相继逝世，特意创作了一首钢琴曲《哀悼引》（又名《哀悼进行曲》）。在钢琴谱首页上特意说明此曲原为留学德国同学追悼黄、蔡二公，模仿贝多芬《葬礼进行曲》曲体而作。

第二节　中国钢琴的萌芽与探索

梁启超指出："中国之衰弱，由于教之未善。"中国钢琴音乐的发展取决于高等专业音乐教育的发展。虽然"五四"之前，欧洲的钢琴音乐已经有数百年历史，而此时钢琴却刚刚传入我国，但是"五四"新文化运动给中国钢琴音乐带来了希望的曙光。

一、早期钢琴专业教育

（一）萧友梅与北京大学音乐传习所

作为"五四"运动领导者之一，当时的北京大学校长蔡元培先生，是在教育界首先施行美育、毕生提倡美育、亲自实践美育的教育家。在他的积极倡导下，中国最早的一批专业音乐机构逐步建立起来。首先，最具有重要历史意义的是，1919 年北京大学成立了音乐研究会，1922—1927 年，经萧友梅提议改称北京大学音乐传习所，蔡元培校长亲任所长。1921 年成立了沪江大学音乐系、1927 年成立了燕京大学音乐系。在综合性大学设立音乐专业的传统由此而生。

北京大学音乐传习所建立之初，起点非常高。首先，蔡元培聘请了我国第一位在德国留学获得音乐哲学博士学位的萧友梅担任导师。其次，聘请在华的外国著名钢琴家担任钢琴导师，参照欧洲音乐学院的办学模式进行教学。萧友梅成为我国专业音乐教育的开拓者，是我国现代音乐的奠基人之一。

萧友梅（1884—1940），字雪明，号思鹤，原名乃学。广东香山（今中山市）人，著名音乐教育家，作曲家。其父亲是清末秀才，自幼随父学习古文。

萧友梅的求学和音乐创作历程。

（1）1889 年随家移居澳门，学习英文与日文。

（2）1892年孙中山在澳门开业行医时与萧家相邻，萧友梅受其革命思想的感染。

（3）1899年萧友梅考入广州时敏学堂。

（4）1901年自费去日本留学，在东京高等师范附属中学学习之余，又在东京帝国音乐学院攻读教育学，选修钢琴及声乐。

（5）1906年加入了同盟会。

（6）1909年夏从东京帝国大学和东京音乐学院毕业。

（7）1912年中华民国成立后，他曾担任孙中山临时总统府秘书，加入了新组建的国民党。

（8）1916年7月，他以《关于17世纪前中国管弦乐队的历史研究》一文获莱比锡大学哲学博士学位，是我国最早获得博士学位的音乐家。

（9）1920年归国后与杨仲子等创设北京女子高等师范学校音体专修科，并接受蔡元培的邀聘，出任北京大学哲学系讲师和音乐研究会导师。

（10）1922年至1927年在北大音乐研习所的5年，为专业音乐教育的开创做了有益的尝试和准备。1927年，在蔡元培的支持下，萧友梅主持创办了上海国立音乐学院（后改名为上海国立音乐专科学校），这是我国正规专业音乐教育的开端。

萧友梅在我国现代音乐发展史上创造了诸多的第一，现列举如下。

·我国第一位国外留学时间最久的音乐哲学博士。

·1922年，协助蔡元培建立了北京大学音乐传习所，这是我国近现代第一所具有相对独立性的音乐专业教育机构。

·1923年，在北京创办了我国现代高校第一个管弦乐队——北大音乐传习所附设小型管弦乐队，自任指挥。

·1927年，他在上海创建了我国现代第一所完备的高等音乐专业教育机构——国立音乐学院（后改名为上海国立音乐专科学校）。

·我国第一首管弦乐、室内乐、铜管乐的作曲者。

·我国跨越业余作曲进入专业音乐创作的第一人。

·编撰了我国第一部实际应用于音乐教学的西洋音乐史教材和中

国音乐史教材。

·第一位用比较的方法对中西音乐进行研究的音乐学者。

蔡元培时任北京大学的校长，他有着非常先进的领导理念。在他的英明领导下，北京大学在1919年成立了"音乐研究会"，先后有萧友梅、赵子敬等10余人任导师。萧友梅的到来，使音乐研究会迈入了一个新的里程。

（二）萧友梅与上海国立音乐学院

1. 艰难的办学

1927年上海国立音乐学院诞生，这是中国第一所专业音乐院校，为中国钢琴音乐文化的发展奠定了坚实的基础。上海音乐学院的创办过程十分艰难，主要有分为以下三个阶段。

（1）1927年，由于停办北京大学音乐传习所，萧友梅提出了在上海筹建国立音乐学院的计划，得到了当时担任南京国民政府教育部部长蔡元培的大力支持。南京政府财政部拨款2600元创办上海国立音乐学院，由蔡元培兼任院长，萧友梅任教务主任。次年萧友梅担任院长。1930年改名为上海国立音乐专科学校，萧友梅担任校长，一直到1940年去世。

（2）上海国立音乐专科学校的办学宗旨为："教授音乐理论及技术、培养音乐专门人才及中小学音乐师资。本校设预科、本科、研究班，并附设师范科、选科。本科分理论作曲、钢琴、小提琴、大提琴、声乐及国乐六组，建制日趋完善。"萧友梅主张因材施教的教育思想，在钢琴演奏教学方面，让学生自由选择老师；在考试环节方面，采取学分制和技术升级相结合的考试方法；在培养学生综合素质方面，突出主科教学，注重学生多方面基础知识的培养，重视艺术实践与学术研究。

（3）建院之初，萧友梅聘请了一批留美归来的中国钢琴家，如王瑞娴、李恩科、史凤珠、吴伯超、潘韵若、梁韵、萧淑娴等，另外还有外籍教师梅·帕契和吕维锢夫人。其中我国最早留美学习钢琴演奏的中国音乐家王瑞娴担任钢琴组长，她在1910年之前曾先后两次赴美国获得钢琴演奏双硕士学位。然而后来王瑞娴被迫离开了上海国立音乐学院。

2. 中国第一代钢琴家的宗师——查哈罗夫

就在王瑞娴离开音乐学院之后，俄罗斯钢琴家、圣彼得堡音乐学院钢琴教授鲍里斯·查哈罗夫来上海演出。由意大利小提琴家、上海工部局交响乐队首席富华举荐，以及萧友梅"三顾茅庐"多次力邀，1929 年 9 月查哈罗夫终于答应出任上海国立音乐学院钢琴科主任教授。鲍里斯·查哈罗夫（Boris Zakharoff，1888—1943），是世界著名钢琴家、音乐教育家。俄罗斯人，他师从于莱谢蒂斯基学派的艾西波娃学习钢琴，后又曾师从世界钢琴大师戈多夫斯基，原与苏联著名作曲家普罗科菲耶夫及著名钢琴家、钢琴教育大师涅高兹是同窗好友。查哈罗夫从圣彼得堡音乐学院毕业，留钢琴系任教七年，有比较丰富的教学经验。他与夫人小提琴家汉森作环球旅行演出，到日本后突然婚变，汉森继续作环球旅行演出，查哈罗夫则只身来到上海，定居上海以后，经常举办个人钢琴独奏音乐会。①

他的学生、著名的音乐家廖辅叔先生在他的文章《查哈罗夫其人》中回忆道：作为演奏家，查哈罗夫活跃于 20 世纪三四十年代的上海乐坛。每隔一个时期，还与上海工部局乐队合作，演出钢琴协奏曲。他经常推荐他的学生参加工部局乐队的演出，查哈罗夫的高足们以卓越的表现证明，中国的钢琴教学水平已可以与当时世界水平相比。查哈罗夫为开创我国的钢琴专业教育奠定了良好基础，为发展中国钢琴艺术事业贡献了毕生的精力。查哈罗夫逝于 1942 年。

在查哈罗夫主持上海国立音乐学院的钢琴教学的 10 年间，上海国立音乐学院聘请了一大批俄籍钢琴家加盟钢琴教学工作。如拉查雷夫，他曾经担任艾卡特林堡国立音乐院院长兼钢琴教授，是我国当代著名

---

① 丁善德回忆说："查哈罗夫来到上海，但他无意久留，对中国学生的才能，也不甚了解。当萧友梅向他提出邀聘时，他甚至感到迷惑，说：'在这里，我能教些什么呢？'经再三恳请，并提出学生数目减半，工资加倍这样优厚的条件，他才答应留下来'试试看'。"查哈罗夫担任主科钢琴教学"仅仅两年，许多过去没听到过的作品都听到了"这不仅大大开阔了学生的艺术视野，而且"为中国自己的钢琴创作，创造了条件""我国钢琴水平能迅速提高，在相当程度上要归功于查哈罗夫。"

钢琴家刘诗昆的启蒙老师之一。他们的俄罗斯钢琴学派教学模式和训练方法对中国钢琴演奏艺术的提高产生了深远的影响。查哈罗夫对自己的学生要求非常严格,大胆地给学生复杂的演出任务,这给了其他老师很大的鼓舞,大家都勇于尝试以经典作品为教材。他的主要功绩是,把中国处于较低水平的钢琴演奏和教学的水平,快速地提高到当时世界高等专业钢琴演奏和教学要求的水平线上。他对教学认真严谨、严格要求的作风成为中国钢琴教学的优秀传统。中国老一辈钢琴家们尊他为中国第一代钢琴家的宗师,由此形成了"上海钢琴学派",该学派的代表人物首先列出查哈罗夫的学生:李献敏、丁善德、吴乐懿和李翠贞。

据《上海音乐学院简史》记载,由于时局动荡、经费短缺、生源有限,再加上主办者对教学质量的要求非常严格,上海国立音乐学院的正式毕业生人数并不很多。1927 年至 1937 年 10 年间,各专业毕业生的总数仅有 54 名,肄业的学生人数 150 余名。前者中包括李献敏、裘复生、喻宜萱、丁善德、戴粹伦、劳景贤、胡静翔、陈又新、刘雪庵、胡然、洪达琦、黄廷贵、张隽伟、李慧芳、张昊、谭小麟等,后者中包括贺绿汀、江定仙、陈田鹤、冼星海、张曙、吕骥、蒋风之、洪潘等;在 1937 年至 1945 年期间,虽然上海国立音乐学院在"孤岛"中频频搬迁,挣扎求生,正常的教学秩序难以维持,但在音专师生员工共同努力下,他们在极其艰难的条件下依然获得了出色的教学成绩,培养出包括黄贻钧、韩中杰、李焕之、陈传熙、李蕙芳、范继森、吴乐懿、马思聪、张隽伟、章彦、窦立勋、马思掳、葛朝祉、高芝兰、钱仁康、陆仲任、邓尔敬、陆洪恩、林声翁等在内的许多优秀音乐人才。

二、早期钢琴演奏家

20 世纪三四十年代,在"中国第一代钢琴家的宗师"查哈罗夫辛勤培育下,中国第一代钢琴家脱颖而出,其中的优秀人士令人惊叹。如:老志诚 30 年代经常在北京饭店、协和礼堂等地演奏的曲目已遍及贝多芬、莫扎特、舒伯特、舒曼、肖邦、李斯特等古典、浪漫乐派作曲家的经典作品；李献敏在海外已享有克拉拉·舒曼一样的美誉；吴乐懿与上海工部局管弦乐队合作演出了柴可夫斯基《第一钢琴协奏曲》；李翠贞已可以将贝多芬的钢琴曲背出 32 首之多，这个结果是让人为之震惊的。以此证明我国的钢琴音乐已经达到了世界级水平。我国钢琴家，第一个举办独奏音乐会的是丁善德，这在当时引发了集体大讨论的热潮，人们都感觉他是国人的骄傲，他自己虽然也很兴奋，但是表现在行为举止上却是非常低调的。这也体现了一位有涵养的钢琴音乐家的自身素质。据汪毓和教授的不完全统计，20 世纪三四十年代我国比较重要的钢琴演奏家有：李翠贞、丁善德、李献敏、易开基、陈汝翼、范继森、吴乐懿、老志诚、朱世民、杨嘉仁、张隽伟、洪士琏、朱工一、李嘉禄、洪达琳、董光光、刘育和、戴谱生、傅聪、周广仁等。还有裘复生（梦痕）、沈雅琴、俞便民、江定仙、杨体烈、陆华柏、何端荣、胡投、巫一舟、何汉心、李惠芳、潘美波、伍芙蓉、张绿漪、夏围琼、刘金定、李昌荪、王棣华、李菊红、叶俊松等。他们遍布中华大地的各个角落，就像满天璀璨的群星散发着耀眼的光芒：他们中的大多数毕业于上海国立音专，也有一些毕业于北京艺专、杭州国立艺术学院；他们中的有些人毕业后出国深造，如沈雅琴、李献敏、李翠贞，以及后来的董光光、李嘉禄、吴乐懿、洪士琏等；有些毕业后在国内继续深造，后来成为钢琴教育家，如俞便民、张隽伟、范继森、易开基、杨体烈等；有些则改学理论或作曲，如吴伯超、江定仙、丁善德、陈汝翼、陆华柏等。他们中的一些人如耀眼的流星划过夜空，转瞬即逝，也有些人如恒星闪耀，直到 20 世纪末仍不时出现在中国的钢琴演奏舞台上。无论在当时还是在今天，他们的演奏活动都对中国钢琴艺术的发展起到了积极的促进作用。

三、早期钢琴作曲家与钢琴作品

（一）萧友梅的钢琴音乐创作

萧友梅在音乐创作和音乐学方面也有显著成绩。他钢琴作品很少，主要作品如下：

钢琴曲《哀悼引》和《新霓裳羽衣舞》。

弦乐四重奏《小夜曲》（1916 年作为中国第一部重奏作品）。

大提琴曲《秋思》《问》《五四纪念爱国歌》。

（二）贺绿汀的钢琴音乐创作

贺绿汀（1903—1999），原名贺安卿，著名作曲家、音乐教育家、理论家、批评家和社会活动家，主要音乐作品如下：

《天涯歌女》《四季歌》《游击队之歌》《嘉陵江上》等。

管弦乐《森吉德玛》《晚会》。

钢琴曲《牧童短笛》《摇篮曲》等，著有《贺绿汀音乐论文选集》。

谱例 2-1

贺绿汀《摇篮曲》

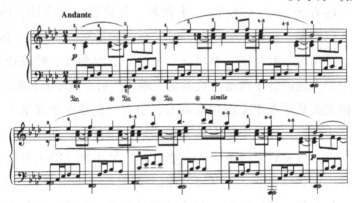

谱例 2-2

贺绿汀《牧童短笛》

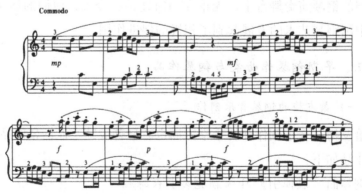

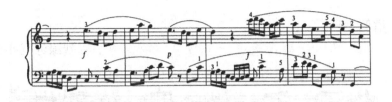

谱例2-3

贺绿汀《嘉陵江上》

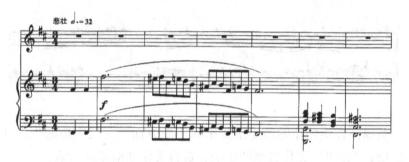

谱例2-4

贺绿汀《晚会》

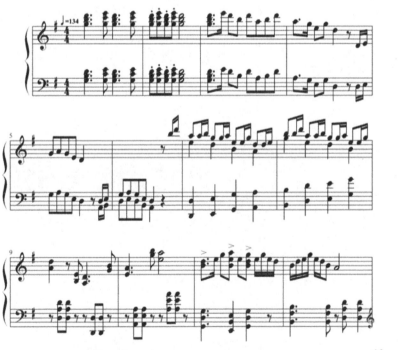

谱例 2-5

贺绿汀《小曲》

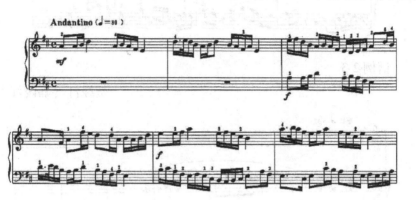

贺绿汀音乐创作的思想主要来源于三方面：人民火热的生活斗争的感染；"五四"文化思潮的影响；黄自等作曲前辈的影响。

第三章 中国钢琴音乐的形成与发展壮大

在 21 世纪钢琴普及的热潮遍及中华大地之际，这件地道的西欧"洋琴"走进中国，直到今天在全国形成了钢琴热的历程。本章着重论述中国钢琴音乐文化的形成与发展变迁，以及中国钢琴音乐的壮大与繁荣发展。

第一节 中国钢琴音乐文化的形成与发展变迁

1840 年以后，在西欧的音乐史上，正是浪漫主义音乐发展的鼎盛时期。19 世纪三四十年代，有人称它是西欧钢琴音乐的黄金时代，但是中华民族却经历着民族的耻辱。鸦片战争后，腐败的清政府屈服于帝国主义列强，除土地割让给侵略者外，东南沿海、天津及长江中下游的许多口岸变成帝国主义进入中国的港口，由此帝国主义的传教士和大批外国商人涌入半殖民地半封建社会的中国，钢琴也进入中国。外国租界内的洋人家庭和教堂，带来了现代钢琴。曾有一本书记载当时中国人初见钢琴时的评论，"洋女习洋琴，琴大如箱"。这种如箱大的琴也由外国使节作为礼物送给清朝宫廷，可惜腐败的清政府不可能重视外国文化的学习与借鉴，使钢琴音乐迅速发展。他们只是将钢琴作为玩物，束之高阁。当时也有外国商人想通过贩卖钢琴在中国赢得经济利益，据传有位英国商人不远万里运钢琴到中国，谁知却无人问津，积压成废品。

一、中国早期钢琴教育受西方影响

鸦片战争以后，随着一系列不平等条约的签订，帝国主义为了从文化上麻痹中国人民的民族精神，带进了众多的传教士，在澳门、上海、宁波、广州、天津等地开设了教堂，用钢琴伴唱圣诗，同时还在中国开办了一些教会学校，教会学校内专门开设钢琴课，使一些中国学生有了学弹钢琴的机会。最早在这些教会学校担任钢琴教师的是外国传教士，他们随自己的意愿进行教授，不懂得正确的弹琴方法。也有少数传教士可以弹《拜厄》等初级钢琴曲。他们还将从外国带来这些简易乐曲的教本教给中国学生，这些钢琴的基础教学教材有的一直沿用至今。

二、最早的中国钢琴曲及音乐教育机构诞生

（一）《和平进行曲》的诞生

19 世纪末 20 世纪初，中国一批热血青年目睹贫穷落后的祖国在帝国主义的侵略与凌辱中痛苦挣扎，企盼到国外求学，寻求救国途径。20 世纪初正值第一次世界大战，为了表达中国人期盼世界和平和科学救国的心愿，留学美国的赵元任先生创作了一首钢琴曲《和平进行曲》，发表于 1915 年中国留学生在美国创办的杂志《科学》第一卷第一期上。

谱例 3-1

赵元任《和平进行曲》

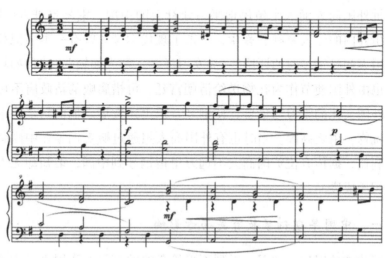

赵元任的音乐创作，突破了"学堂乐歌"借用外国乐谱填词的模

式，开始完全由中国人独立作曲作词，使中国近现代音乐进入了新的发展阶段，因此，他是中国近现代音乐史上当之无愧的先驱者之一，是我国 20 世纪 20 年代优秀的作曲家。赵元任的音乐创作活动虽然开始于"五四"运动以前，但主要集中在 20 世纪二三十年代。他的音乐创作主要分两个时期。第一个时期是"五四"运动以后的 20 世纪 20 年代，代表作有歌曲《劳动歌》《卖布谣》《教我如何不想他》《上山》《听雨》《也是微云》和合唱曲《海韵》等。这些歌曲和他此前创作的部分作品，共 14 首歌曲，收集在由商务印书馆于 1928 年出版的《新诗歌集》中。20 世纪 30 年代是赵元任的第二个创作时期，代表作有《江上撑船歌》《西洋镜歌》等。他还为陶行知等人的许多儿童诗谱写了歌曲，如《手脑相长歌》《儿童工歌》等，收集在《儿童节歌曲集》和《晓庄歌曲集》等作品集中。赵元任在艺术上勇于创新。他创作的歌曲，音乐形象鲜明、风格新颖、旋律优美流畅，富于抒情性。从内容上看，他的作品多以"五四"以来的新诗为题材，既有时代特点，又有民族风格。从形式上看，他的作品既有效地运用了西方音乐创作技法，又创造性地吸收了我国传统音乐的宝贵经验。他的声乐作品艺术水平较高，对我国近现代音乐创作作出了重要的贡献。许多作品流传至今，成为音乐院校教学和音乐会上经常表演的曲目。

（二）中国最早的音乐教育机构

"五四"新文化运动掀起的热潮以及外国钢琴家在中国的教学和演奏，更重要的是赴日本和欧洲留学的一批爱国仁人志士归国后，极大地促进了中国近现代音乐的形成和发展。1919 年在北京成立了"北京大学音乐家研究会"，在上海成立了"中华美育会"，1920 年又成立了"大同乐会"等，这些民间音乐组织举行了多种音乐活动，推动了音乐在中国的兴起。

三、中国人举办的最早的钢琴独奏音乐会

20 世纪 30 年代上半叶在中国钢琴音乐史上出现了中国人独立举办钢琴独奏音乐会的创举，这就是北京的老志诚先生和上海音专的丁善德先生。1931 年 6 月老志诚成功地在北京师范学校礼堂举行了毕业

钢琴独奏音乐会。这天晚上，学校礼堂师生齐集，北师大、燕京大学、艺专等校外来宾和音乐爱好者也前来观摩。老志诚在音乐会上演奏了贝多芬的热情奏鸣曲，李斯特创作的钢琴曲《弄臣》，帕克尼尼练习曲《钟》，肖邦创作的《军队波兰舞曲》和《英雄波兰舞曲》及夜曲等。这是中国人创办音乐教育以来培养的第一代钢琴家举办的最早的钢琴独奏音乐会。其后，老志诚又在北京协和礼堂演奏了挪威作曲家格里格的《a 小调钢琴协奏曲》，以及肖邦、李斯特、舒曼等的乐曲，成为活跃于北平的青年钢琴家。

1935 年，查哈罗夫的得意门生丁善德在上海举行了毕业独奏音乐会。700 个座位的新亚大酒店座无虚席，当时上海的各家报纸都做了报道。这是中国钢琴史上又一次由中国人举行的具有相当高水平的独奏音乐会。演奏乐曲包括李斯特的《匈牙利狂想曲》第六号、贝多芬的《月光奏鸣曲》、肖邦的《第 53 号波罗奈兹》、格里格的《a 小调钢琴协奏曲》等。丁善德还在自己的独奏音乐会上首演了贺绿汀创作的《牧童短笛》和《摇篮曲》。中国人在北京、上海首次以独奏音乐会形式登台演奏西洋乐器——钢琴，又首次将中国人自己创作的钢琴曲推向社会，这是中国钢琴音乐史上的一个里程碑。丁善德自成功举行第一场高水平的音乐会后，成为当时著名的青年钢琴家，且在北京、上海、天津等地演出，均受到好评。吴乐懿师从查哈罗夫学习钢琴，脱颖而出，继丁善德之后，在上海举行了独奏音乐会，还常与梅·帕契组建的乐团合演柴可夫斯基的《第一钢琴协奏曲》、舒曼的《a 小调钢琴协奏曲》等。范继森从上海音专毕业后也走上了舞台举行独奏会，应该说从此中国钢琴演奏事业开始了它的历程。

第二节　中国钢琴音乐的壮大与繁荣发展

中华人民共和国成立后，我国的钢琴音乐得到大力发展，尤其是在改革开放之后，无论从钢琴音乐创作、钢琴作品、钢琴音乐教育，还是中外钢琴音乐的交流以及理论文献的完善，都呈现出繁荣的景象。

一、中华人民共和国成立初期的钢琴音乐

（一）理论研究与艺术交流

中华人民共和国成立后，尽管在短短的 17 年里，钢琴专业的教育在方方面面都取得了令人瞩目的成就，但钢琴理论的相关研究却几乎一片空白。

1. 理论研究的进步

中国钢琴界还没有重视钢琴演奏和教学理论的建设，对钢琴演奏法与教学法没有开展过相关研究。对钢琴音乐文化理论的研究不够重视，只是急功近利地去"比、学、赶、超"，造成不少失误。钢琴理论研究少之甚少，仅有《关于自修钢琴的几个问题》《提高钢琴表演艺术之我见》《关于钢琴基本技术训练的几点体会》《有关成年人初学钢琴的教学体会》《钢琴教学怎样多快好省》等几篇论文。这无疑不利于中国钢琴艺术事业的快速发展，培养具有扎实科学基础的钢琴专业人员并展开理论研究的工作迫在眉睫。

2. 中外钢琴艺术交流

这一时期，中外钢琴艺术交流也逐步展开，不仅有国外专家来华讲座，我国也派出优秀人才外出学习。

（1）国外专家来华讲学。当时来华的外国钢琴家，推动了中华人民共和国的钢琴教育，给中国钢琴从教材、教法等多方面带来了新内容，代表性的专家有波兰、民主德国、苏联、罗马尼亚等多个国家的钢琴演奏专家。同时，也应该注意到，随着 20 世纪 60 年代中苏关系转变，中国进入独立发展新时期，但尽管如此，当时苏联专家的交流合作所起到的作用永远是中国钢琴发展中的里程碑。

（2）积极参加国际比赛。这一时期，中西之间的钢琴音乐交流愈加频繁，出现了很多有代表性的活动，如 1951 年周广仁在国际上参加的"布拉格之春"；1958 年，吴乐懿、李瑞星代表国家的出国演出等。

此外，国家还选派优秀钢琴学生出国留学深造，如 1962 年和 1964 年，国家派出钢琴家顾圣婴，赴匈牙利、荷兰、芬兰等地学习演出。

这些优秀的钢琴人才，努力学习国外钢琴演奏技能技巧，后来学成回国后，成为我国钢琴教学的骨干。

（二）代表音乐家及作品

1. 丁善德

丁善德这一时期的代表作品主要有《第一新疆舞曲》《第二新疆舞曲》《托卡塔——喜报》《快乐的节日》等。他在创作中突破传统和声手法，运用新技巧来塑造音乐意象，其代表作品《序曲三首》和《中国民歌主题变奏曲》，保留了民族音调，体现民族风格和思乡之情。其中，《序曲三首》中的第一首采用陕北民歌《小路》的音调。旋律高亢嘹亮，伴奏选用两个和弦构成不协和和声，表现内心的焦躁之情。序曲中的第二首也是民歌音调，和声选用空五度连接，音色明亮，富于歌唱，具有印象派韵味，音乐形象好似水墨画。第三首是昆曲《玉簪记》中的《琴挑》，曲调优美，具有幻想风格。伴奏音型干净清新，音乐形象鲜明。

谱例 3-2

丁善德《第一新疆舞曲》

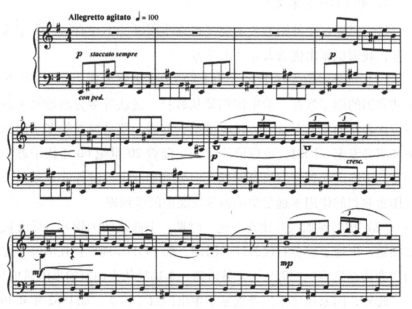

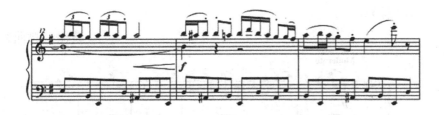

《中国民歌主题变奏曲》中，五个变奏分别是 D 徵、E 徵、G 徵、B 徵、A 徵：既统一又对比，在创作中避开了三度和声，结尾处用切分延留长音，体现多样化的民族和声风格。该曲以藏族民歌作为旋律基础，全曲反映了中国人民的生活和思想，表达了自己怀念祖国的心情；音乐淡雅迷惘寓意深刻，充满期待。

2. 桑桐

这一时期桑桐的作品以《内蒙古民歌钢琴小曲七首》最具代表性，作品创作于 1953 年，以七首内蒙古民歌主题为基础，从不同角度表现内蒙古人民真诚纯朴的生活情景，全曲运用民歌素材创作而成。这部作品成为中国钢琴音乐的精品，由七首标题小品组成，第一首《悼歌》，源自民歌《赛根》和《丁克尔扎布》，节奏规整，和声严密，风格统一，深刻悲痛。第二首是《友情》，再现的单三部曲式，旋律以内蒙古民歌《满冻通拉格》和《四海》为素材。节奏鲜明，运用了平行模进的对位和声处理，歌颂美好友谊。第三首《思乡》，以民歌《兴中岭》为基调，体现了蒙古族民间音乐抛物线形悠长旋律的特点。第四首是《草原情歌》，改编自民歌《小情人》，曲调优美，表达委婉的思念。第五首《孩子们的舞蹈》，旋律曲调源于民歌《丁郎彬》和《崩博莱》，在音乐创作中的创作手法上积极运用转调的方式，同时加进模进离调表现无忧无虑的形象。第六首是《哀思》，全曲由一个乐段及其变化反复而成，表现哀痛心情。最后一首《舞曲》以民歌《莫德格昂嘎》为主题音调，舞蹈性节奏，热闹豪放。

谱例 3-3

桑桐《舞曲》

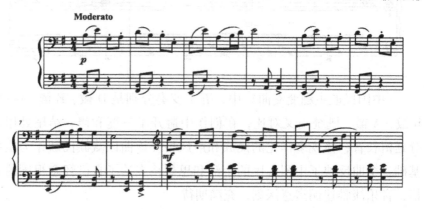

3. 汪立三

汪立三在这一时期的钢琴音乐创作，中西兼收，清新洒脱的创作手法使他的创作个性十分突出，乐曲题材内涵深刻。其中，《他山集》是中国当代钢琴复调音乐的代表作。乐曲的旋律根据陕北民歌改编，在创作中充分运用变奏手法，大胆加入不协和和声，音乐个性非常突出，表达抗争情绪：这首乐曲的变奏部分，和声独特，全曲带有叙事般的情感、意境刻画非常深刻。此外，1957 年的《小奏鸣曲》，具有更多的现代音乐思维，该曲由《在阳光下》《新雨后》《山里人之舞》三个乐章组成，清新淳朴，简洁明快。其中《在阳光下》选用频繁变换拍子，造成动荡不安的音乐气氛，流传甚广。这首乐曲在和声上大量运用变音和弦以及复合和弦，巧妙用双手交替、旋律双音、连音与跳音对比、f 与 P 对比等多种手法，强调乐句对答。

谱例 3-4

汪立三《小奏鸣曲》中《在阳光下》

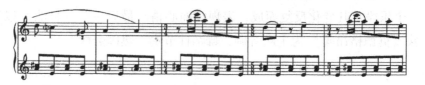

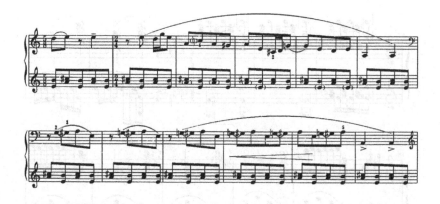

4. 吴祖强、杜鸣心

　　吴祖强、杜鸣心创作风格十分严谨，二人合作的《舞剧'鱼美人'选曲》是我国第一部神话题材的钢琴作品。这部钢琴作品包括《人参舞》《珊瑚舞》《水草舞》《草帽花舞》《二十四鱼美人舞》和《婚礼场面舞》等，乐曲音调流畅，曲式结构简练。再如《水草舞》，旋律悠长、婉转连绵，充满浪漫主义色彩，旋律 4 + 4 结构，布局均衡，从第 9 小节开始采用非方整性乐句，造成动力性感觉。音乐到第二段反复时，又回到方整结构。左右手节奏切分，韵味十足。引子部分由 3/8 变 2/4，描绘水草温柔波动，节奏运用复合节奏、连续切分等，节拍的变换造成不稳定不平衡，织体选用柱式、柱式分解式、和弦分解、和弦琶音分解式等手法。加上力度对比，经久不衰，深受大众喜爱。此外，他还有代表作品《蛇舞》，乐曲运用多层次旋律写作而成，左手中声部强调旋律性，低音八度支撑，右手五度体现色彩性声部。音乐具有交响性，自然和谐，立体丰满。

　　谱例 3-5

杜鸣心、吴祖强《水草舞》

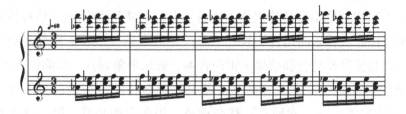

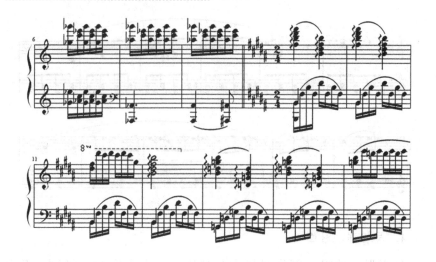

5. 陈培勋

陈培勋的钢琴作品多以广东民间音乐为主，在创作中善用丰富的和声，节奏轻快。《卖杂货》是陈培勋钢琴音乐创作中的代表作品，这首作品的旋律曲调融合了广东小曲《卖杂货》和《梳妆台》，从整体来看，这首作品属于风俗景象类，音乐表现的形象非常生动，展示了货郎售卖的情景，音乐情绪幽默诙谐。在这首音乐作品中，作者运用装饰变奏、音区、音色对比、和声色彩变化等手法，将音乐改编为多声织体。后八分的伴奏，表现货郎诙谐的形象。和声简洁幽默，当主题再现时，左手旋律右手琶音伴奏型选用后十六分节奏，轻快流畅。第二段的主题音乐采用《梳妆台》，曲调舒缓连贯，高、低声部互相对答，和声丰满，声部层次清楚。此外，《思春》也是陈培勋的代表作，此曲根据《玉女思春》和《寄生草》创作而成。乐曲中段采用广东小调《寄生草》旋律，曲调优美纯净。乐曲前奏选用属七和弦和纯四度叠置和音为引导，描绘生机勃勃，春意盎然的景致。此外，《旱天雷》也是陈培勋的代表作，这首乐曲以"雷"为标题，结构再现式单三部曲式，乐曲用合头换尾、鱼咬尾等发展而成。运用变和弦、不协和和弦以及复合和弦显示雷声音响，音乐形象逼真。乐曲经久不衰，现存多种演奏形式。《双飞蝴蝶主题变奏曲》也是他的代表作，由《双飞蝴蝶》和《水仙花》糅合而成，乐曲中西合璧，第一变奏欢快灵巧，乐句基本每句重复一次，演奏成双的含义。此外，《平湖秋月》根据同名广东音乐改编而成，音乐风格清新明快、悠扬华美，乐曲寄托了美好向往。

（三）开展钢琴音乐教育

1. 设立钢琴系和教育基地

1949 年我国明确建立音乐院校钢琴系的决心后，随后"中央音乐学院"和"上海音乐学院"作为全国最早的两所高等音乐学府正式成立，它们的成立对中国钢琴的发展至关重要。两所院校的钢琴系，在建立发展过程中，十分重视提高教师素质，重视钢琴教学的方法，在教学中梳理正确的教学态度，展开启发式教学。为我国钢琴教育事业做出了贡献。此外，中华人民共和国成立后，除了两所高等院校的钢琴系的建立，各地音乐专科学校和艺术院校也都纷纷成立，比较有代表性的有天津音乐学院、东北音乐专科学校、西南音乐专科学校、中南音乐专科学校、西安音乐专科学校、广州音乐专科学校。

2. 教材与教法更新

中华人民共和国成立以前，对钢琴演奏教学法的研究几乎为零，对教材的改进和设定更是少之又少，在教学中，往往只是以教师为中心，教师自由选择教法，进而让学生逐本逐条地去弹奏，缺乏针对性和系统性。这样的教学无疑会妨碍学生的进步。20 世纪 50 年代以后，上海音乐学院与中央音乐学院的钢琴系，立志于改革教材和教法，在方方面面都做了显著革新。钢琴教师团队建设采用聘请留学归来的钢琴教师，在教学中教授学生弹奏大量欧美优秀曲目，并传授对乐曲、风格、流派的理解与认识，丰富教学内容，拓宽了学生的视野。

二、新时期中国钢琴音乐的繁荣发展

（一）钢琴音乐创作

新时期钢琴音乐创作的主要特点，可以总结归纳为以下几点：①在创作风格上，体现"中国风"；②创作思维得到释放，创新性强；③音乐体裁、题材更加多样新颖；④演奏技法现代化。

1. 根据民间音乐改编

主要源自对民间音乐的改编，具体来说，就是在创作中更加注重音响效果。同时，创作风格更加民族化，充满浓郁的中国风，代表作品如陈钢《梁祝》、谢耿《霓裳羽衣曲》、黎英海《阳关三叠》、王建中《彩云追月》、朱践耳《云南民歌五首》、汪立三《叙事曲》《兄妹开荒》、储望华《新疆随想曲》。

2. 民族音乐原创作品

民族音乐原创作品的创作，主要是以民族音调和色彩性调式和声为基础。在创作中更容易听出民间音乐的样貌。代表作品如《宴乐》《他山集》《长短的组合》，组曲《山花烂漫》《东山魁夷画意》，钢琴套曲《前奏曲》，钢琴协奏曲《山林》《春之采》。

3. 全新手法创作

全新手法创作的作品，主要用全新手法创作，如无调性、十二音体系、独创作曲技法系统等，代表作品如陈怡《多耶》、周龙《五魁》、汪立三《天问》、赵晓生《太极》、王建中《诙谐曲》、彭志敏《风景系列》、蒋祖馨《第一奏鸣曲》、铭志《三首序曲与赋格》《钢琴复调小品八首》。

4. 大型"中国风"双钢琴作品

大型"中国风"作品风格主要是"中国风"，民族风味浓郁，结构比较大，而且有一些还采取双钢琴演奏的形式，代表作品如龚华华《赶山》、赵曦《童年的正午》、曾珍和张慧琴《红旗颂》、刘敦南《钢琴协奏曲——山林》、赵晓生《钢琴协奏曲——希望之神》、赵鸣心《第一钢琴协奏曲——春之采》《第二钢琴协奏曲》。

（二）代表钢琴家及作品

1. 刘敦南

刘敦南是我国著名音乐家，在赴美国留学期间，他的创作充满爱国激情，旋律优美，富有民族风味。1979 年刘敦南创作钢琴协奏曲《山林》，获首届中国交响音乐作品第一名，入选"20 世纪华人音乐经典"。他的创作手法多样，采用传统民族风格，在创作中与西方传统技法和近代作曲技法相结合。《山林》素材选自西南少数民族音乐，由三个乐章组成，乐曲速度：快—慢—快，呈现出明显的舞蹈节奏，配合欢快的旋律线条，描绘出了一幅苗族欢庆"火把节"的快乐场景。整首乐曲演奏技巧顺畅，钢琴特性语言丰富。华彩过后，奏出前奏主题，三连音与三十二分音符构成不平衡节奏，从而组成八度模仿、对答，最后主部主题推出高潮。

2. 谭盾

谭盾是我国著名的音乐家，更是走向国际代表中国新一代音乐创作的著名钢琴家。他创作的《离骚》《风雅颂》先后获全国大奖，同时，他也是第一位在德国杜易斯堡市获颁著名的"杜易斯堡音乐奖"的中国作曲家。他主要的钢琴作品有钢琴组曲《忆》等，而这些作品代表了中国"新潮音乐"初期的作品。此外，他创作的主要作品还有钢琴独奏曲《痕迹》、祭祀歌剧《九歌》。此外，他的作品具有世界影响：其中《卧虎藏龙》、交响作品《交响曲：天地人》《世界交响曲》等荣获国际大奖。在谭盾的创作中，非常有机地将中国文化融入音乐中，体现民族风格，有如下特点。

（1）在旋律上，曲调质朴，线条优美。充满民族特色，带有浓郁的湘楚气质。

（2）在曲式布局上，多处运用多声技法，在创作中善于使用复调对位的写作，声部关系具有层次感。

（3）在和声上，常使用叠置和弦、附加音和弦，弱化和弦功能，民族色彩浓郁。

（4）在调性上，以民族调式为中心，调性转换十分常见、离调转调运用广泛，如《荒野》《云》等。

此外，组曲《忆》作为中国现代风格的钢琴作品，在教学方面具有很高的使用价值。

3. 陈怡

陈怡的创作与浪漫派的民族音乐有相似之处，她的创作框架是西方传统曲式结构，内容以民族音乐为主。对她的创作来说，产生重大影响的有两个因素，其一是"新潮音乐"，其二是她向剑桥大学的亚历山大·葛尔教授的重要学习经历。

20 世纪 80 年代,"新潮音乐"是人们政治、文化、心理状态的反映,作为"新潮音乐"的代表,陈怡正好处于这一变化的核心地位,坚实的作曲功力与深厚的民族音乐底蕴,成为她创作的支撑和源泉。《多耶》是她的代表作,反映了侗家人的爱情、道德与伦理观念,是侗族的一种民间舞蹈,往往是侗族人在祭祀活动中固定的传统形式。这首作品获"全国第四届音乐作品评奖"一等奖,经常作为中国钢琴作品演奏比赛最高级别的指定曲目。

这首乐曲分为 7 段。第一段:是双层结构,1~26 小节。右手为高音声部,旋律取自侗族民歌,D—E—G 为音级基础,同时又作为和声使用,不断进行倒置变形。左手为低音声部,起合唱作用,使用新材料。两声部在速度上形成对照,在乐句结构上构成不平衡的结构。第二段:27~70 小节,整体是舞蹈性旋律,采用织体伴奏形式,音调怪异。第三段:71~73 小节,从这一部分开始音乐风格发生变化,逐渐变为慢速,旋律悠长。第四段:74~77 小节,音乐重回舞蹈性旋律。第五段:78~115 小节主要展现钢琴华彩技术,创作中采用非均分律动,演奏方法流畅,欢快淋漓。第六段:再现部分,116~121 小节。第七段段(尾声):135 小节至结束,舞蹈性的节奏,展现快速热烈的音乐情绪,把全曲推向高潮。

4. 赵晓生

赵晓生擅长即兴作曲,创立"太极"作曲系统,其数十部理论作品,以《周易》理论为依据,从阴阳两仪互渗出发,寻找和弦变化,具有开拓意义,如《走进音乐》《太极作曲系统》《钢琴演奏之道》《钢琴艺术理论》《音乐活性构造》《通向音乐圣殿》《钢琴考级教学问答》《时空重组——巴赫平均律键盘曲集新解》。

他的钢琴曲《太极》是成功运用这一创作理论的代表作。作品结构为:"破、承、起、入、缓、庸、急、束"八个段落:这样的创作技法开辟了中国钢琴音乐创作"贯通古今、融汇中西"的新理论。

(三)钢琴音乐理论

20 世纪末,我国钢琴音乐文化理论研究取得了卓有显著的成效。

1996 年，卞萌的《中国钢琴文化之形成与发展》标志着我国第一部中国钢琴文化历史发展研究的学术著作出版。同年的《钢琴艺术》创刊，标志着中国钢琴音乐理论研究进入了一个崭新的历史阶段。在改革开放的历史大潮下，我国钢琴音乐理论研究蓬勃发展，同时也引进了许多国外钢琴理论研究成果。代表如 1984 年约·霍夫曼的《论钢琴演奏》、1992 年埃·格尔曼的《钢琴踏板的使用及标记法》以及 1995 年克·格·哈密尔顿的《钢琴演奏中的触键与表情》。

（四）钢琴音乐交流

1. 引进来

"引进来"时期，中国钢琴艺术的发展时间还不长，钢琴作品创作还非常年轻，因此，对于很多外国钢琴演奏与教学的方法，还掌握得不熟练，因此，急需引进西方专业理论。通过在发展中将这些西方钢琴的理论实践材料翻译为中文，使得中国钢琴演奏家、教师和学生在学习中，能够快速了解、接受西方钢琴艺术，掌握更多的钢琴资料，丰富钢琴专业的教学资源，这对那一时期的工作学习提供了指导和启示。此外，这一时期外国钢琴家、教育家来华讲座以及演出、讲学，将西方演奏艺术风格、教学特点和经验介绍到我国，拓宽了当时我们国家教学和学习思路。

2. 走出去

随着"走出去"时期的到来，钢琴音乐艺术的不断发展，经过不断的实践探索，培养出一大批优秀的青年钢琴家，如郎朗、李云迪等，他们在国际的钢琴大赛中表现优异，尤其是在多项国际重大赛事中，由于刻苦的练习和对音乐独到的理解，获得了世界钢琴界的认可。他们的努力，不仅使得自己的钢琴演奏获得了世界的认可，更重要的是使得我国在国际钢琴音乐领域开始占有一席之地，获得新发展，开始新高潮。

（五）钢琴音乐教育

1. 专业教育

音乐学院的专业教育恢复，尤其是北京和上海建立的两所音乐学院，对当时恢复我国的钢琴建设发挥出重要作用，他们率先开始招收钢琴专业的学生，并确立了"自愿报名、择优录取"的招生新原则。同时，对于钢琴专业师资，国家也开办了钢琴助教进修班、钢琴骨干教师和演奏员短训班等，提高了教员的专业素质。这一时期，随着钢琴教育的广泛开展，钢琴教材也逐渐呈现出多样化的特点。

2. 社会教育

20 世纪 80 年代，我国除了重点发展专业钢琴音乐教育外，同时在社会上还出现了"钢琴热"的现象，这标志着我国钢琴教育已经全面步入社会化普及性教育阶段。我国开始实行钢琴（业余）考级，这一举措的出台，制定了统一的考级标准和教材，无疑大大促进了社会钢琴教学质量的提高。

3. 钢琴教材革新

"钢琴教材革新"时期，有很多早年间一直未出版的世界优秀钢琴文献，如《德彪西钢琴练习曲》《肖邦作品全集》《舒伯特奏鸣曲集》等也相继问世，这些作品的出版，满足了不同层次学习者对教材的需求。此外，钢琴家逐渐创作出一批优秀的中国钢琴作品，在创作中，通过将中国音乐语汇与西洋创作技法结合起来，代表作品有陈怡的《多耶》，汪立三的《东山魁夷画意》组曲等，为教材建设开辟了更广阔的空间。

第三节　中国钢琴音乐在民族文化发展中的定位

中国钢琴音乐只有走进生活、贴近群众，使其具有中国本土的独特的民族风格，才能得到健康发展。和中华民族传统文化相融合是中国钢琴音乐发展必须具备的条件，这样才能冲破中国钢琴在发展中的种种壁垒。

一、钢琴在中国民族文化中的发展状况

(一) 中国传统民族乐器的主要特征

我国的民族乐器形式纷繁复杂，犹如百花齐放。由于我国是一个地域辽阔、多民族的国家，各族人民的生活方式和生活习惯不尽相同，人们的生活内容和形式都有其丰富性和优美性。因此，中国民族音乐艺术以及乐器构成的存在形式同样也是纷繁复杂和多样化的，几乎每个少数民族都有自己的代表乐器以及自己的音乐表现形式，并且朝着多元化的方向发展。然而，它们的音乐艺术结构的组成却是层次分明的，例如其中既有音调高亢的唢呐，也有音域阶梯相对宽阔的古琴和二胡。

(二) 利用外来文化元素丰富和发展钢琴音乐的内容和形式

中国传统文化的特征包含在中国的民族特质以及民族历史上各种文化思想和形态观念里。中国的传统文化在中国自身的发展区域内得到了系统发展，有着很强的包容性与温柔的扩张性，为钢琴在中国的发展提供了沃土。钢琴音乐接受了中国民族音乐的渗透，更有助于钢琴音乐在中国的发展，让钢琴音乐在中国形成特殊的风格。

中国传统文化自古就有兼容并蓄的文化倾向和包容厚德的民族精神，吸收优秀乐器——钢琴的弹奏技巧和演奏方式是中国音乐艺术发展的必然趋势。洋为中用、古为今用，他山之石可以攻玉。善于采撷外来文化元素不断丰富和发展中国本土音乐艺术的内容和形式，自古以来就是中华民族文化传统的伟大精神。中国传统民族乐器与舶来品钢琴之间的关系是辩证统一的关系，民族音乐需要中国钢琴音乐来丰富自己的内容和形式，而中国钢琴音乐需要与中国民族文化相融合才能取得更大的发展。

(三) 中国钢琴的普及如花盛开

作为舶来品——钢琴能在传入中国之后迅速风靡，是与其独特的音乐吸引力所起的作用分不开的，同时也表现了在中国传统文化中，音乐艺术不仅具有含蓄内敛的优雅温情，同时也具有积极奋进的满怀

激情。钢琴虽然是舶来品，但其宏伟磅礴的艺术震撼力和优美动听的艺术表现力，促使钢琴音乐在中华大地如花盛开。舶来的钢琴，促进了中国钢琴音乐乃至中国音乐的巨大发展。

二、钢琴在中国发展的大环境

（一）钢琴适应了中国音乐的发展需要

钢琴拥有无比强大的艺术震撼力和巨大的音乐功能，它虽远离自己的诞生地，然而却完全适应了中国音乐的发展需要。虽然钢琴很早就传入我国，但在当时并没有广泛的群众基础，由于其价格昂贵，确实是阳春白雪，和者甚寡。然而，随着钢琴音乐在中国的发展，钢琴音乐成为中国人认知世界音乐艺术甚至政治、经济和文化的一个重要窗口。钢琴音乐作为一种符号，传递着历史新时期西方发达资本主义国家的生活方式、审美趣味以及崭新的审美意识，钢琴音乐的学习成为接受新思想、新文化的象征。

（二）钢琴音乐与中国传统文化不可分割

"艺术无国界"，优秀的乐器同优秀的文化一样，即便是在不同的国度和不同的地域，同样可以获得肯定与发展。中国的传统音乐多以打击乐、吹奏乐与弦乐为主。而钢琴音乐艺术的出现填补了中国键盘乐器的空白。钢琴音乐完全能够并且已经与中国传统的音乐艺术表现形式有机融合，成为和谐统一的完美整体。钢琴音乐艺术已经成为中国传统音乐文化不可分割的一部分。

（三）钢琴音乐在中国文化环境中的发展

自钢琴被中国民众接受以来，钢琴音乐在中国文化环境中得到了长足的发展。中国人钢琴演奏的技能开始逐步提升，从最初教会学校的钢琴教学，到1927年在上海创办的国立音乐专科学校（现为上海音乐学院），钢琴演奏作为重要的乐器科系，开始进行系统的教学。钢琴作为一种高级乐器，其外观和内部制作都十分精美，这方面与中国传统审美意识和文化环境十分吻合，这些因素也促使钢琴音乐在中国的发展，人们从中看到了"知识经济"的时代曙光。

自 20 世纪 80 年代改革开放以来，中国文化环境显示出十分轻松、愉快和欢乐的氛围。与此同时，随着人们生活水平的提高，人们的精神生活也丰富了许多，于是对钢琴的需求也日益强烈。

三、中国钢琴音乐在发展中存在的问题及解决措施

（一）中国钢琴音乐的发展冲破禁锢

中国的钢琴音乐在历史发展的每个时期，无论经过怎样的艰难和曲折，总是在激流和漩涡中不断地向前发展，渐渐成为中国民众生活中不可或缺的艺术形式，钢琴也成为人们十分喜爱的乐器。钢琴音乐冲破了在中国发展的层层壁垒，成长壮大，形成了和中国传统文化相结合的独特的艺术体系。中国钢琴音乐创作萌芽于"西学东渐"的历史大背景之中，这时的钢琴曲大多以关心时政为主，因此谈不上形成完整的钢琴音乐创作系统。中国钢琴音乐的最初积累起始于 20 世纪20 年代的中后期，音乐创作家们把中国的地域性与民间性成功地结合，开始有了最初的钢琴本土音乐的雏形。由于没有形成自身的独特风格，在表现过程中显得苍白无力，很难成熟。

中华人民共和国成立后，在稳定的社会环境下，学术开始空前繁荣，创作者们对钢琴音乐在中国的发展模式进行挖掘和探索，出现了中国钢琴音乐艺术史上的第一个高峰。但是，由于一些因素的影响，中国钢琴音乐创作的发展受到了影响。然而，值得庆幸的是，传统民间乐器名曲改编成钢琴弹奏曲在中国音乐艺术创作中悄然兴起，如著名的《二泉映月》就是这个时期被改编成钢琴协奏曲的。

改革开放以后，我国钢琴音乐艺术的发展终于冲破层层壁垒，进入了一个突飞猛进的、崭新的历史时期。钢琴音乐将中国传统古曲音调特点与现代作曲技法的具体实际相结合，使中国音乐的古调以钢琴系统音阶的方式得到了继承和发展；钢琴音乐将中国传统音乐的节奏思维与现代中国钢琴本土创作艺术相融合，使中国传统音乐中的弹性节拍与中国钢琴规范节拍体系交相辉映，形成了中国钢琴本土音乐特殊的艺术风格。这时中国钢琴本土音乐的艺术作品创作达到了又一高峰。如钢琴交响乐《黄河颂》就是当代钢琴本土音乐作品中的优秀代

表作。与此同时，也涌现出一批优秀的钢琴艺术人才，他们杰出的艺术才华已经冲出国门走向世界，并在国际钢琴艺坛上盛享美誉。

（二）现阶段中国钢琴发展中出现的问题

随着钢琴学习热潮持续走高，我国各大专院校都形成了自身独特的钢琴教育模式，同时也催生了中国钢琴本土的创作，更为重要的是提高了民众学习钢琴的普及程度。然而，正是这种持续的钢琴热，钢琴音乐在发展中不可避免地产生了一些壁垒现象，值得关注。

（1）中国本土文化中衍生出来的乐器有着广泛的群众基础，然而作为舶来品的钢琴在群众基础方面还远不能和中国本土乐器相对比，所占比例相当小。

（2）由于钢琴的诞生地欧洲在地域上与中国相距遥远，东西方文化在音乐的创作与演奏上还没有普遍得到完美的结合贯通。

（3）文化艺术在发展过程中容易受到排外因素的影响，尤其是钢琴艺术在这方面表现得相当脆弱，因此也给它的发展带来一些干扰。

（4）部分地区因为钢琴的价格与钢琴课缴费相对昂贵而使经济基础薄弱的少年放弃了钢琴音乐的学习，这对于一部分极有钢琴天赋的少年来说比较残酷。

（三）如何解决发展中遇到的问题

首先，在没有群众基础的情况下，应该多培养、鼓励高端的音乐家创作优秀的钢琴曲目，使钢琴音乐因其自身的魅力得到中国民众发自内心的认可。其次，激发作者的创作热情，避免钢琴音乐艺术创作脱离生活实际而闭门造车。要将钢琴艺术创作本土化，接近群众，走进生活，使其具有中国本土钢琴独特而鲜明的艺术风格，从而深得广大人民群众的喜爱，赢得最广泛的群众基础。再次，在钢琴音乐拥有深厚的群众基础以后，让属于文化艺术范畴的钢琴音乐在宽松的环境下发展。最后，应大力改善钢琴音乐的教育环境，国家和社会应对钢琴音乐教育的普及承担相应的义务，尽量做到全国每一所中小学校都要有钢琴乐器设施，让钢琴音乐学习不再是贫寒少年的梦想。

钢琴是西方文化的产物，更是世界文化的产物，它凭借其转调方便、音域宽广、音色丰富等优势，给我们的民族音乐文化与钢琴音乐艺术的结合创造了广阔的空间。当前世界一体化的日益临近，各个国家和各个民族之间的文化交流也是空前繁荣和包容，文化日益呈现多元化发展格局。

"民族的即是世界的"，所以，寻求本土文化资源已成为各个国家谋求生存、促进发展的基本国策。美国音乐教育家雷默曾说过，"民族音乐是一个民族文化的灵魂，是使一个民族能最深层地感受自己的重要方面"。因此，钢琴音乐要具有民族音乐文化观念，使中国钢琴音乐能够具备本土民族色彩和传统文化的独特风格，这样才能深刻地歌颂中国本土生活，才能深入地反映民族精神和民族风貌，才能在中国音乐发展中冲破层层壁垒，茁壮成长。

第四章　中国钢琴音乐的文化积淀与价值取向

中华五千年文明以及辽阔的疆域造就了富有民族特色的音乐文化，而这些具有鲜明特征的音乐文化又绵延不绝孕育出各具特色的音乐形式，其中中国钢琴是具有代表性的作品之一。中国钢琴音乐文化继承并发扬了具有我国民族特色的音乐形式，并以其独特的艺术形式展现了中华民族的文明与智慧。本章从中国钢琴音乐的文化积淀和价值取向着手，着重对中国钢琴音乐理论的文化视野进行分析。

第一节　中国钢琴音乐文化积淀分析

一、中国钢琴音乐与儒家文化取向

（一）"琴者，禁也"

"琴者，禁也"出自汉代的《新论·琴道》，即汉时人们将作为乐器的琴看作禁邪节欲的工具，这种思想在当时具有很深远的影响。随着朝代的更替，作为意识形态表现的音乐也被深深打上了为阶级服务的烙印，翻阅很多历史文献都能看到它为时代政治歌唱的鲜明特色。《新语·无为》中描写舜帝忧国忧民，希望和煦的南风带来清凉消除子民的苦难忧愁，并且可以为他们集聚财富。其实每一种艺术表现都有其鲜明的政治倾向，音乐也不例外，但是不能就此掩盖它们独具的审美价值，离开了审美价值的音乐艺术就沦为被欲望和利益占有的工具。

（二）"以人为本"

春秋时期以儒家思想为代表的人本主义逐渐代替了唯心主义，使人们走出了宗教的束缚，不再相信神灵的护佑，而是依靠自身的力量认识并改造世界，渐渐形成了以人伦道德为中心的人文主义思想。

（三）"移情"

移情实际上是一种表达手法，它借助于对景色和事物的描述表达自己内心感情，很多文章和艺术作品都通过这种方式来表现主题思想。我国的音乐学也是这样，它采用移情的手法展现音乐之美。移情这个词由来已久，很多古籍都有介绍，如《荀子·劝学》《吕氏春秋》以及《列子》中均有相关记载，这些记载除了早期的欣赏和表演之外，到后来有了对心理的细致刻画，这使演奏和欣赏之间如同架起了沟通的桥梁。

实际上我国很多钢琴艺术作品都通过移情这种手法展现内心世界，如经常听到的《二泉映月》和《梅花三弄》，前者是通过对所处环境的描写，宣泄对社会的不满情绪和对自己处境的伤感情怀。移情是众多艺术作品的表现手法，也是儒家思想的精髓所在，同时它也是音乐艺术形式的追求目标。

（四）"和而不同"

中国人天下大同的思想讲的就是统一和谐自然，自古就有"和同"的思想基础。文化艺术的发展就要有和而不同的思想，它是在纷繁复杂中寻求一致，在求同的大背景下得以发展，也是中国人宽广胸襟的体现。我国的钢琴音乐文化就是在潜移默化中受和而不同思想的影响，尤其是音乐创作过程中，汲取不同的营养创造出优秀的音乐作品，使我国的钢琴文化不断发扬光大。

和而不同在具体作品上一般表现为严谨的对位和整体协调的统一，向人们展示出一幅有机和谐的画面，如《牧童短笛》就是采用这种表现手法，从而表现出一种人和大自然共处的美妙景色。还有《山寨》《泥土的歌》等也以不同形式表现了和而不同的思想。儒家思想注重移风易俗，在实践中追求比较恰当合适地能够突出实际效果的态度。无论在政治上还是在音乐艺术上寻求一种比较中庸的境界。这种思想尤其体现在作品创作过程中主题材料的选择上，西方注重主副题的倾向与比较，以理性思维推动故事情节的展开。而我国的钢琴艺术则强调以一种舒缓的手法贯穿始终，没有强烈的对比感，从而体现出符合中国人特征的中庸文化。

（五）"刚健有为"

这种思想最早由我国伟大思想家孔子提出，主要表现出一种临危不惧的态度、积极努力进取的精神状态。它是中国人面对困难表现出的英勇气概和与敌对势力相抗衡的动力源泉。

在很多钢琴作品里都有以刚健有为作为主题表达思想，如《大路歌》《和平进行曲》以及《梅花三弄》等。在这些脍炙人口的钢琴作品的写作过程中可以总结出我国钢琴音乐的发展历程，从最初的仿写到借鉴外来作品再到具有我国时代特色的优秀钢琴作品的出现，表现出国人的知难而进、勇于进取的精神。上面这些作品有的表达出不畏严寒像梅花那样英勇不屈屹立于霜雪中的可贵品质。有的以强烈的爱国主义情怀为主题思想展现出爱和平、促统一的民族心声。

二、中国钢琴音乐与道家文化取向

（一）"法天贵真"

"法天贵真"属于庄子的思想，他认为琴乐是表达人们内心情感的一种艺术，反对将其视作一种政治工具而禁锢人性、违背自然规律的儒家做法。在庄子的很多作品中都能看到将琴乐看作对自由的向往并注重发挥音乐在愉悦人们心灵方面的作用。

（二）"大音希声"

"大音希声"是老子无为思想的一种体现，与有声相比，无声表现出一种更高的思想内涵，是内心深处对生活的一种感悟。以此为基础，后代很多文人追求一种高于有声的境界之美。大音希声中的"大音"其实就是来自于宇宙之中的宇宙之音，它是经过加工模拟而升华出的用以表达内心世界的自然声音。每一种音乐都能表达出深刻的思想情感，大自然创造的各种声音为人们创新音乐作品提供了用之不尽取之不竭的源泉。人们经常听说的弦外之音就是一种追求较高层次的意境之美，它体现出一种虚实相间似有若无的辩证统一的艺术之美。如《枫桥夜泊》，这首钢琴曲通过对落月、寒山等景物的刻画从而表现出一种凄凉沧桑的艺术境界。

(三)"阴柔"

中华文化博大精深源远流长，其中就有其阴柔的一面，这与儒家思想影响密不可分。常见的文学作品中伤情别离、低婉柔弱的主题表现形式就属于一种阴柔美的审美心理。这也是当人们遇到不顺心的事情时容易有失落感和孤独感的原因。

与男性的阳刚相比，这种阴柔美具有含蓄静谧的特点。这就类似于经常将太阳比作男性而将月亮比作女性一样，在很多音乐作品尤其是钢琴作品中借助月亮的形象展现母性的光辉，有的用来表现男女之间的爱情，有的表达凄美委婉如泣如诉的凄凉意境，如《彩云追月》《双飞蝴蝶》《二泉映月》等。

(四)"天人合一"

"天人合一"的思想源于远古伏羲氏时期，由于当时处于原始社会，生产力发展水平极度低下，人们对周围发生的自然现象不能进行科学解释，认为这些都是上天给予的安排，所以对大自然产生了一种敬畏的情绪。为了能够实现与大自然沟通，先人通过观天象察地理的形式画出八卦，试图与天际交流，这就是天人合一思想的最初萌芽。

后来到了春秋战国时代，老子将人和自然有机联系起来，他的淡泊无为思想是天人合一的延伸。他重视与大自然的和谐相处，主张勇于退守恬静怡然的人生哲学。到了汉代，天人合一的思想发展为人与社会之间的协调一致，追求自然界与人的精神之间的和谐境界。如《台湾舞曲》所表现出的思想就是天人合一的具体体现。

三、中国钢琴音乐与佛教文化取向

(一)"攻琴如参禅"

"攻琴如参禅"指的是将在别处感悟出的道理应用到钢琴音乐中，使之更具感染力。同时它也着重强调了顿悟带给人的启迪意义，让人们在不断的感悟中升华对事物的认识，使身心得以释放并与大自然和谐共处。

（二）"去恶从善"

"去恶从善"是一种积极的人生态度，它主张个人在不断经历困难中加强修养，以提升自身素质。佛教中经常用这个词语来表示修身养性或得到解脱的一种境界。《东山魁夷画意》所展现出的思想就是去恶从善的人生真谛。

第二节　中国钢琴音乐作品的价值取向

20 世纪四五十年代，中华人民共和国构建时期的音乐家的音乐文化价值观是较为多样的，在钢琴音乐创作构建过程中会出现各种问题，需要人们去解决和探索。音乐创作在这个过程中会呈现出不同的创作思路，但是，音乐创作的总体方向是按照既定的方针来进行的，尤其是主流不会出现相对立的方向。

随着中华人民共和国对音乐家的音乐文化价值观的构建，音乐家在选择音乐创作题材的方向上发生了改变，他们在苏联的社会主义现实主义文学艺术理论与中国的音乐创作的前提下，沿着特定的方向，以音乐家的择优选用方式创作音乐。这种音乐带有音乐家的性格特点、创作技术特点以及民族化的特点。这也是苏联援华音乐家所倡导的音乐，其典型可以追溯到民国时期苏维埃共和国音乐家齐尔品所倡导的音乐。对于中国的钢琴音乐创作的民族化思路，创作素材取向是一个重要的因素。20 世纪 50 年代之后，中华人民共和国的音乐文化价值观开始全面构建，钢琴创作的主流主要表现在题材的选择上，钢琴音乐创作的作品开始反映音乐家的新的音乐创作的价值取向。这个构建期展示出新民歌素材的选用，作曲家和听众之间有了明显的变化。新民歌的曲调风格是在宣传进步思想时表现出欢乐的情绪，这有别于传统民歌的悲观情调。对于饱受战争苦难和贫困的大众来说，欢乐积极的音乐更有吸引力。音乐家创作的钢琴作品逐步体现出了中华人民共和国音乐文化的一些基本要素。音乐家对钢琴音乐的创作尚处于初始阶段，音乐家还存在一些不同的音乐文化价值取向，但在总体上已经是在社会主义现实主义的文学艺术理论的大环境下进行钢琴音乐创作了。在这个前提下音乐家们的创作，使其风格具有社会主义积极向上的精神，使旋律符合作曲家的要求。这些特征都在钢琴作品中呈现出来。

一、瞿维钢琴曲《花鼓》作品音乐分析

瞿维，1938 年 5 月加入中国共产党，从事党的地下工作，并以音乐开展抗日救亡运动。他的钢琴作品都是革命性的。钢琴曲《花鼓》作于 1946 年，为三段式曲式结构，调式由 G 调转 ♭E 调。第一主题来自安徽民歌《凤阳花鼓》，第二主题《茉莉花》。第二主题是第一主题的变型。再现段采用复调的创作手法，第一主题在左手，第二主题在右手，两个主题的结合产生出新颖的音响。

谱例 4-1

瞿维《花鼓》

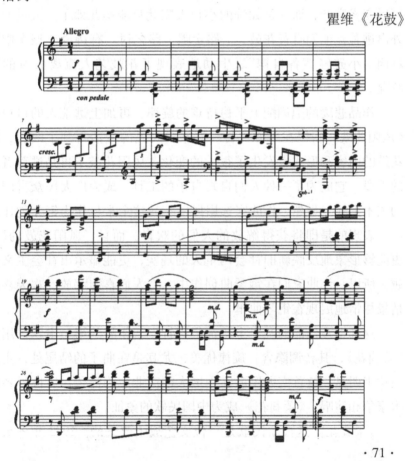

整首作品以突出锣鼓的节奏贯穿全曲，音乐由鼓声开始，表现了欢天喜地的场面。第一主题转入第二主题时也是由锣鼓的节奏型做连接，乐曲尾声也是在锣鼓的节奏型中完成的，表现出一幅欢天喜地的热闹场景。作曲家创作钢琴作品时，第一主题的素材采用安徽民歌《凤阳花鼓》。凤阳花鼓是一种民间歌舞形式，它的最初表现形式为姑嫂二人一人击鼓，一人击锣，口唱小调，鼓锣间敲，音节凄婉，令人神醉。姑嫂二人所唱内容多是"状家室流离之苦"（《清稗类钞》）。由于它的起源背景和悲凄的唱词，曾一度成了贫穷人讨饭的象征。

《凤阳花鼓》唱词开始是介绍背景：凤阳本来是个好地方，但是自从朱元璋称帝以来，就成了"穷荒"的地方。当然这不光是"人事"所致，也有许多天灾的原因。所谓"三年恶水三年旱，三年蝗虫灾不断"，残酷的现实逼迫百姓开始想方设法逃避灾难。大户的人家可以变卖家产，而一贫如洗的小户人家就只能卖儿郎了。大量的人家外出逃荒，他们身背花鼓，一路卖唱一路乞讨。有诗说"城东唱罢复城西，小鼓轻锣各自携"，生动地表现了花鼓艺人流离失所的生活状况。

作品悲凄的唱词配上平稳持重的旋律，再加上逃荒人的口口相传《凤阳花鼓》得以在四方流传。后来，人民的生活得到了改善，凤阳花鼓的内容和形式也发生了很大的变化。凤阳花鼓不再是逃荒者谋生的手段，它成为了一种人们自娱自乐的工具，成为广大民众喜闻乐见的艺术形式。显然，作曲家选用凤阳花鼓这个素材作为钢琴创作的主题，表现的是即将获得解放的人们的欢喜。而且，凤阳花鼓的历史，更能够形象地反映新旧社会两重天的现实，更能显示出社会主义的优越。所以，作曲家们在钢琴曲创作中，将人们喜迎解放、欢天喜地的情景尽情地展现在钢琴曲里。

这部钢琴作品的两个主题都很有特点，作品的第二主题选用的是《茉莉花》，其音调隐含，旋律优美，尤其是在曲子的结尾处，主题的表达很明显。这首南方民歌在中国大江南北广为流传，后世界各国艺术家争相演唱，《茉莉花》成为中国民歌的象征。

《茉莉花》这首新民歌是一位文艺战士改编的。1942 年冬天，当时年仅 14 岁的新四军小文艺战士何仿在六合金牛山下采风，他从一位民间艺人处收集到这首曲子。当时当地传唱的民歌曲名为"鲜花调"。1957 年，该曲经何仿整理改编后，定名为"茉莉花"，并推向全国。这首后来蜚声国际的江苏民歌《茉莉花》原是江苏的六合民歌。民歌是民众在生产生活中即兴创作、口头传唱的歌曲，后代代相传，逐渐形成一种历史悠久的民间艺术形式。六合民歌有很强的地方感，曲调优美、节奏明快，具有六合淳朴民风特点。"《鲜花调》《摘红菱》等 12 首民歌被收入《中国民歌》和《中国民间歌曲集成·江苏卷》，民歌《格登代》曾被编入小学五年级音乐教材。"这首改编后的民歌产生了广泛的影响力，显示出新时代人们对于创作的民歌的认可。这些出自革命战士采风、经过再创作的民歌，在风格上要比原来突出进步性的情绪，能够表现出积极向上的幸福感。正如，凤阳花鼓表现出的欢快的景象，它显然与传统的花鼓形式不同。作曲家的这些作品就是利用了新民歌素材而呈现出与原作品不同的风貌，他们以社会主义现实主义文学艺术理论的视角对钢琴音乐进行了新的探索。瞿维的《主题及变奏》作于 1956 年，包括主题与九个变奏。主题是具有中国传统五声性特征的旋律。主题为一段式两句曲式结构，降"B 徵调式，第一句为第 1~8 小节，第二句为第 9~15 小节。变奏一和变奏二都是装饰变奏，节奏加密，和声保持。变奏三是谐谑曲风格的性格变奏，使用新的节奏型。变奏四转调到 ♭e 羽调。变奏五为宽广的广板变奏，调式转到 ♭E 徵调。变奏六调式转到 F 徵调式。变奏七是夜曲风格的性格变奏，调式转到 F 宫调。变奏九之后转回到 ♭B 徵调。瞿维 1955 年 9 月赴苏联莫斯科音乐学院作曲系学习，在那里攻读了四年，所以这部作品在技法上显示出苏联作曲专业的特点。变奏曲是苏联作曲专业的必修课，一般在本科三年级开始创作变奏曲。而用民族化的五声调式旋律进行创作也是苏联作曲专业一贯倡导的，所以瞿维的创作有着明显的苏联社会主义现实主义文学艺术理论的音乐创作思想的痕迹。

二、胡延仲钢琴曲《序曲三首》作品音乐分析

胡延仲，辽宁本溪人，1955 年毕业于上海音乐学院作曲系。先后任教于沈阳音乐学院和上海音乐学院作曲指挥系。胡延仲钢琴曲《唐曲三首》中的每一首都结构不同。第一首作于 1953 年。主题来自四川民歌《槐花几时开》的音乐。三段式曲式结构，调式为降 ♭b 羽调。A 段为第 1~12 小节，B 段为第 13~30 小节，A 段再现部分为第 31~36 小节。相同的旋律配以不同的和声。例如，第一次主题出现时和声使用无三音的 I 级和弦，主题再次出现时和声使用完整的 I 级和弦。

第二首作于 1954 年。主题为奏鸣曲曲式结构，引子为第 1~17 小节，开始音乐为非三度叠置。呈示部：第一主题为第 18~29 小节，在 #Gf 羽调上；第二主题为第 30~48 小节，在 #Gc 羽调上。展开部：第 49~69 小节。再现部：第一主题为第 70~81 小节，在 #Gf 羽调上；第二主题第 82~105 小节，在 #Gf 羽调上。第三首作于 1954 年。作品为一段三句曲式结构。调式为 d 羽调。第一句为第 1~6 小节，第二句为第 7~14 小节，第三句为第 15~23 小节。三首音乐的开始都是使用 I 级和弦，给人以肯定的语气。这是一首反映民族性的钢琴作品，是根据四川宜宾地区的民歌《槐花几时开》改编的。但作品的民歌旋律风格并不完全来自传统的民歌，而是由中国人民解放军文工团采风人员进行了再创作，是中国人民解放军宣传部门有组织的工作任务，并非一般意义上的个人性质的民歌采风。显然，这首民歌是经过采风的解放军文工团员再创而成，使原来的民歌在中华人民共和国焕发出新的精神风貌。在这个基础上，这首民歌的钢琴作品就已经具备了改编的基本结构。胡延仲在"学生时代的作品即有较广泛的影响：歌曲《走向国防最前哨》流行全国，并获上海市文化局抗美援朝优秀音乐创作奖。"他的钢琴作品，总是表现那种积极向上的精神风貌。

三、汪立三钢琴曲《蓝花花》作品音乐分析

汪立三的钢琴曲《蓝花花》创作于 1953 年。作品的音乐构思基本材料来自陕北民歌《蓝花花》的内容，音乐主题材料也是采用民歌的曲调。作品在和声上不仅重视突出民族风格和地方色彩，而且大胆使用现代的和声手法。例如，双层和声的使用不做预备的和弦外音（第 5 小节）。作品使用的变奏手法非常新颖、复杂，在结构上设计为

作品曲式，但同时也符合单三段的曲式结构：A 段为第 1~16 小节；中段分三个部分：B_1 为第 17~34 小节，B_2 为第 35~43 小节，B_3 为第 44~61 小节；A 段再现部为第 62~88 小节。变奏手法新颖的设计如：B_1 的音乐是取自原歌曲的上句，并把原歌曲的上句一直作移调，但却一直没有出现下句。继续的 B_2 的音乐是取自 B_1 结尾乐节的音乐材料，并进行展开。B_3 的音乐是取自主题音乐的开头部分，并做延展，也是没有出现原歌曲的下句。从这里可以看到，作者的变奏方法是只取原民歌的上句（歌曲的开头句）展开，调性总是不断地改变，这样可以避免原民歌中简单的上下句的封闭性结构。最后，音乐的结尾出现了原歌曲的下句的变体，一头一尾使歌曲还是保持完整的，但中间进行了非常多的内容变化。

谱例 4-2

汪立三《蓝花花》

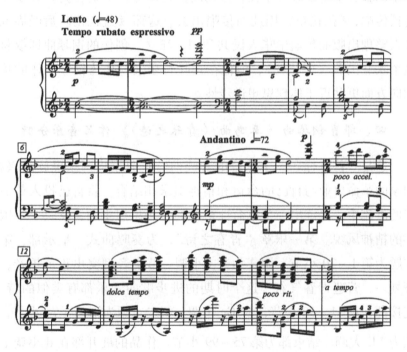

20 世纪 50 年代后出现的新民歌如《东方红》《翻身道情》《绣金匾》《拥军秧歌》等均为陕北革命民歌。陕北民歌《蓝花花》是第一部民歌选集，所选的民歌都是反映劳动人民社会生活的，都具有进步

意义。收集整理《蓝花花》的作曲家周家洛 1921 年生于四川，1939 年加入中国共产党，1940 年 10 月考入延安鲁迅艺术学院音乐系学习。他深入生活进行采风，为党的文艺事业做出了贡献。他首次采集记谱的陕北民歌《蓝花花》就在社会上产生了影响力。这个民歌故事热情歌颂了封建时代的叛逆女性蓝花花。16 岁的蓝花花和红军战士相爱了，但因红军奉命过山西东征，不得已和蓝花花暂时告别。蓝花花的父母认为女儿的行为伤风败俗，于是趁红军战士离开之际，将女儿许配给他人。蓝花花的丈夫吃喝嫖赌，无恶不作，后因抢劫杀人被处决。次年，蓝花花又被父母强迫嫁给了邻镇石姓富户人家，不久，24 岁的蓝花花郁郁寡欢病逝。那位和蓝花花相爱的红军战士东征胜利后回到陕北，听到蓝花花病亡，悲痛欲绝，生病住进了医院。在医院治疗期间，这位红军战士构思出相思之歌，怀念蓝花花。红军战士出院后转业至固临县小学任教导主任，这期间他将编写的《蓝花花》在学生中传授传唱，《蓝花花》因此而传唱出去。这部《蓝花花》后经周家洛等人整理出版而传遍中华人民共和国，汪立三创作的钢琴曲即取材于这个陕北民歌《蓝花花》，但他在选择音乐素材作为钢琴创作的价值取向方面更贴近于体现思想进步性。

四、邹鲁钢琴曲《奏鸣曲〈青春之诗〉》作品音乐分析

这是一首有标题三个乐章的奏鸣曲。作曲家将国家民族的兴盛、国家的革命事业与自己的命运和精神追求相结合，将自己投入革命时代的洪流中，提炼出一个革命性格化的音乐思想主题，反映了中国青年的精神风貌。第一乐章"青春之诗"，为奏鸣曲式。呈示部：第一主题为第 1～30 小节，调式为升 f 小调。节奏音型突出正节拍音，整齐划一，营造青春气氛。这个时期的进步歌曲音乐都有类似的特征。连接部在第 31～50 小节，为 #Gc 小调。第二主题为第 51～74 小节，调式为 ♭D 大调。结束部为第 75～99 小节。作品的展开部在 d 小调上开始，音乐采用模进、移位、扩充等一系列的手法，并对第一主题的音乐材料做展开。从第 139 小节开始是对第二主题的展开。再现部：第一主题为第 191～235 小节，为 #Gf 小调；第二主题为第 236～258 小

节，为#GF 大调。结束部在第 259～274 小节。尾声是第 275～304 小节，音乐有点模仿手法的因素。

乐章采用五声音阶为音乐创作的基础单位，从主题开始到主题的展开、分裂、模进、移调全部都是纯正的五声音阶。调性上非常丰富，和声的运用也很有特点。例如和弦外音的使用：展开部开始的第 100 小节中运用的 C 音是和弦外音，并且这种和弦外音一直保持下去。

第一主题与第二主题之间的联系是在音乐轮廓上，第一主题框架是八度中#GF→#GC→#GF，第二主题的框架也是在八度中♭D→♭A→♭D，与第一主题的框架相同只是倒转过来运行。之后，第一主题的后半部分音是向下进行的，第二主题的后半部分与之相同，音乐也是下降运行。展开部中仍然保持着这种联系。

第二乐章"恋歌"，为三段式。A 段为 8＋8 的结构，形成对比的 a、b 两个乐句，为 d 小调。B 段由并列的展开式的三个乐句组成：第一句为第 21～36 小节。第 21～28 小节在♭D 大调上，第 29～36 小节在#Gf 小调上。第二句为第 37～53 小节。第 37～46 小节，为 b 小调，从第 47 小节开始转到 e 小调上，第三句为第 54～69 小节。A 段变化再现是第 70～96 小节，为 d 小调。尾声为第 97～105 小节。该曲在和声的使用上很有特点，例如第 72 小节和第 76 小节的半音碰撞，第 9 小节和第 80 小节的降Ⅵ级都很有自己的风格。

第三乐章"欢乐回旋曲"，为回旋曲式。叠部为第 1～74 小节，是#Gf 小调。插部Ⅰ为第 75～129 小节，是 A 大调。叠部为第 130～180 小节，是#Gf 小调。插部Ⅱ为第 181～247 小节，是♭D 大调。叠部为第 248～313 小节，是#Gf 小调。

这部作品是青年人创作的社会主义革命性音乐，每一个乐章标题都有自己的内涵，三个乐章标题排列起来构成了一幅社会主义现实主义艺术观的画卷，展示出青春、恋歌、欢乐的场景。第一乐章利用奏鸣曲式的特点，将描绘表现青春的主题加以拓展，歌颂青春的精神和活力。第二乐章则是一个对比。第三乐章是说明青春的欢乐永不完结的欢乐回旋。

五、丁善德钢琴曲《第二新疆舞曲》作品音乐分析

丁善德的《第二新疆舞曲》，创作于 1955 年。1953 年的一次文代会上，一位新疆代表给了他这个曲调，根据这一调谱他写了这首新疆舞曲。这首乐曲的音乐构思，结构很巧妙，采用一个主题引申变奏。舞曲设计了模仿新疆手鼓节奏音型的音乐，这也是全曲的固定的节奏音型，贯穿全曲。而第 81~84 小节的节奏是分裂式展开。尾声的节奏音型的变化非常有特点。第 183 小节的节奏音型在第 186 小节的第二拍和第 187 小节的第一拍完整出现，第 184 小节的节奏音型在第 185 小节上，188、189 小节重复出现。而第 186 小节的第一拍和第 187 小节的第二拍完整结合后，且又中间夹杂着第 183 小节的节奏音型。这使人想到为什么 A 部再现时曲式减缩为一段式结构，是为了突出这个固定的节奏音型。那么，这首作品的实际主角不是那简洁得有点像音阶似的旋律，而是节奏，这也突出了丁善德的节奏手法。

谱例 4-3

丁善德《第二新疆舞曲》

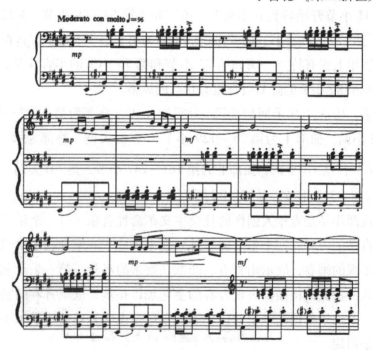

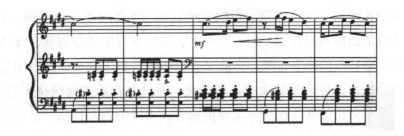

曲式结构为复三部曲式。A 部：建立在 $^\flat$E 大调上，为从容的中速。单三段结构：a 段为第 1～25 小节，a_1 为第 26～45 小节，b 段为第 46～69 小节，a_2 为第 70～84 小节。B 部分为单二段结构。C 段为第 85～92 小节，是 $^\flat$A 大调转 f 小调。d 段为第 93～109 小节，d_1 为第 110～132 小节，是 F 大调转 d 小调。A 部再现时，曲式改成一段式结构，为第 133～178 小节。尾声是第 179～194 小节。这部作品受到了广泛的关注，在社会上产生了广泛影响。

六、刘庄钢琴曲《变奏曲》作品音乐分析

刘庄的钢琴曲《变奏曲》是以山东民歌《沂蒙山小调》的旋律为素材写作的，用民歌作为主题进行变奏。《沂蒙山小调》原是一首山东地区的汉族民歌，也称作《十二月调》。在抗日战争时期，八路军山东抗日军政大学第一分校的部队文艺工作者，为了配合对黄沙会的斗争，用《十二月调》的曲调编配了新的歌词，创作了一首新歌《打黄沙会》。1940 年，驻沂蒙山区抗大文工团团员李林和阮若珊等人，在山东沂蒙山望海楼脚下的费县薛庄镇白石屋村采集当地的花鼓调，创作了民歌《反对黄沙会》。1953 年秋，山东军区政治部文工团李广宗、王印泉、李锐云重新修改记谱，将该曲的主题改为歌颂家乡的《沂蒙山小调》。

作曲家刘庄将这首《沂蒙山小调》改编成了钢琴作品。作品选择了变奏曲，曲式特点是用进行速度、调性、音型、曲调、装饰等多种形式和技法演奏音乐主题，使音乐主题发生一系列的反复性变化，在变化中使音乐主题不断得到突出。变奏曲是按照一定的音乐主题创作构思而组成的乐曲，这种曲式总是具备一个突出的特点，就是能够加

强和加深音乐主题在听众心中的音乐记忆。作曲家将《沂蒙山小调》作为现成的曲调用在钢琴曲的变奏上，通过变奏来进行创新，保持了音乐主题特点的基本骨架。作曲家有意识地选择了变奏曲式，用选定的革命歌曲进行音乐技法的发展变化，通过对音乐主题的技术演变，从一个革命化的歌曲逐步深化成更加引人入胜的钢琴作品，使革命化的音乐更加深入人心。

刘庄的钢琴曲《变奏曲》，在创作手法上有一定的特点。他在第1～2小节使用了五声调式化的和声，用以突出《变奏曲》鲜明的地区性，让人联想起革命老区的曲调风格。他的音乐创作中和声的运用，显示出作曲家将五声性和民歌曲调相结合的意识，其五声调式化的和声、五声单阶的块状成为其创作手法的特点。这种创作手法是作曲家刘庄惯常用的。例如，刘庄的另一部钢琴曲《三六》中的第3～4小节，钢琴伴奏作品《洪湖水浪打浪》表现得更为明显。五声调式化的和声、五声单阶的块状写作手段在一定程度上成为刘庄的音乐创作风格。

谱例4-4

刘庄《变奏曲》

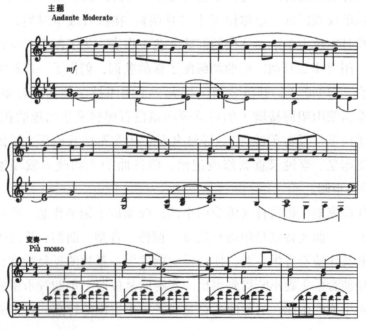

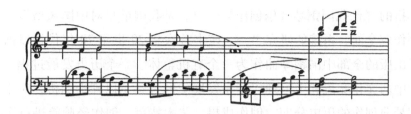

刘庄《变奏曲》在调式和声使用上的特点，从宽泛的角度来说，调性仍然是有变化的，但是每一个调性的片段都是由很纯净的五声音块构成的。其钢琴作品《变奏曲》就是采用了《沂蒙山小调》中浓郁的旋律曲调。在作曲的技法和构思上，这一批钢琴作品的技法总体上可以找到 19 世纪西方某个成品的结构，一般采用它的织体与和声。但是，作品的旋律是中国革命化、民族化的。

总之，中华人民共和国的主流音乐家在创作中力求反映某种社会进步意义的内容，而不是表达音乐家个人的思想。具体来说，音乐家在创作钢琴作品时反映的是革命思想或者积极向上的幸福生活。例如，采用《洪湖水浪打浪》作为主题素材创作的作品，反映的是中国民族化的音乐和进步思想，是集体主义革命精神的追求。作曲家不是表达个人的内心情感世界，这一点有别于资本主义社会个人主义的音乐文化价值观。

第三节　中国钢琴音乐理论的文化视野分析

中华人民共和国成立以来，中国音乐理论创新逐渐活跃起来，科学研究活动在音乐学领域都获得到较大的发展，但直到 20 世纪 80 年代初，中国钢琴艺术理论研究才开始起步并逐渐开展起来，包括钢琴音乐创作、钢琴技法演奏与教学、钢琴音乐文化专题、钢琴即兴伴奏等方面的研究。

一、钢琴音乐创作理论

20 世纪 80 年代以来，钢琴音乐的创作研究主要从作品的创作技法、曲式分析、创作特色等方面进行，出现了很多理论著作，其中魏廷格的《论我国钢琴音乐创作》一书，是我国最早对中国风格钢琴曲创作较全面、系统的研究之一。该书首次将20世纪70年代初以前正式出版的全部中国钢琴曲作为一个有机整体、一个历史发展过程，基于中西文化交流和中国现代音乐发展史的背景予以理论剖析，对中国钢琴曲创作的历史分期、创作成果、艺术特色、创作经验等进行了梳理与总结，提出并论证了作曲家的观点。

二、钢琴技法演奏与教学理论

随着钢琴教育事业的发展，钢琴技法演奏与教学研究逐渐有了成果，并出版和发表了许多具有指导意义的著作和论文。上海音乐学院音乐研究所廖乃雄研究员撰写的论文《试谈钢琴教学的几个基本环节》，在人民音乐出版社出版的《音乐论丛》第二期发表。文中提出了钢琴教学的主要环节及各个环节中应注意的问题和演奏的基本原则与要求，论述了教师在教学中的主导地位和学生在学习、演奏中的主动性和创造性，对当时全国的钢琴教学具有重要的指导意义。这篇论文是我国钢琴理论研究人员首次系统论述钢琴教学基本规律的文章，打破了中国钢琴音乐理论研究领域长期以来的低迷状态，开创了系统研究中国钢琴教学理论的新局面。

自此以后，陆续出版了许多关于钢琴技法演奏与教学研究的优秀学术论文和著作。其中，黄晡莹在《钢琴弹奏的基本技术训练》中提出了科学、有效的练琴方法，特别说明了练琴中的慢练与快练的辩证法，是科学、有效的练琴方法的前提和基础。

葛德月在《朱工一钢琴教学论》中，对已故著名钢琴教育家朱工一教授晚年教学活动进行了总结，通过对朱先生教学实况的记录与整理，总结了他的一些教学特点，对我国的钢琴教学与演奏以及理论研究具有重要的意义。

应诗真先生在《钢琴教学法》中阐述了钢琴教学的基本原则和基本方法，指出了在初学阶段教学过程中应注意的问题和技术训练中的练习要领及原则，并对教师在钢琴教学中的地位与作用作了详细的说明。这也是中国第一部全面、系统地涉及钢琴教学基本教法的专著。

三、钢琴音乐文化专题理论

20 世纪 90 年代起，中国钢琴音乐文化专题研究领域出现了很多论文、著作。其中，卞萌的著作《中国钢琴文化之形成与发展》（1996），全书以中国的社会历史为背景，结合中国钢琴文化的主要历史资料，较为全面且系统地对中国钢琴文化的形成与发展进行了探讨，并从文化起源、教育、演奏、创作概况等几个方面入手，对中国钢琴文化的形成进行了梳理，是我国第一部系统的对中国钢琴文化的历史和理论进行研究的学术著作。

冯效刚 2007 年的博士论文《20 世纪上半叶中国钢琴文化》，从文化学社会学的角度论述钢琴音乐文化，更加全面独特，是目前我国研究 20 世纪上半叶钢琴音乐文化最为全面的研究成果。

王昌逵的著作《中国钢琴音乐文化》（2007），以中国钢琴作曲家与作品、音乐艺术院校与高等师范院校钢琴专业教育发展、音乐文化思想为主线，从音乐文化、美学、心理学的角度进行概要总结。

吴晓娜、王健的著作《钢琴音乐文化》（2011），从文化和素质教育的角度全面阐释了钢琴音乐。

王芳、杨劲松的论文《关于中国钢琴音乐文化课程建立的思考》（2016），树立中国钢琴音乐文化的民族荣誉感和责任心。

王倩的论文《试析钢琴音乐文化传播与音乐文化教育——评"音乐传播学理论教程"》（2017），以音乐传播理论和实践为研究对象。

四、钢琴即兴伴奏理论

21 世纪，在全国钢琴教学改革座谈会上，众专家提出关于即兴伴奏的教师在教学能力、教学水平、教学方法上还不尽人意，所以首先应该培养合格的师资，其次完善伴奏教材。而中国当代音乐及美学研究家魏廷格提出相反的观点："即兴伴奏从实质来说是不可教的，能教的只是钢琴技巧与作曲技术理论。"座谈会上对此产生了争论。

蒋瑛的《高师钢琴即兴伴奏学习策略浅析》（《人民音乐》2007年 1 期）一文认为："中学音乐课教学中准确、快捷、有音乐表现力的即兴伴奏能力，是音乐教师应有的最重要的能力，也是教学和考核中的第一要素。因此，高师的即兴伴奏课程设置的训练策略应围绕在这三个重点之中。"这一观点切中了当时即兴伴奏课的要害，即是否以培养音乐教师必须具备的即兴伴奏能力来展开教学。这个问题的提出，颇为令人深省。

第五章　中国钢琴音乐文化的创作风格
与结构分析

作曲家、艺术家运用本民族独特的艺术思维、形式以及手法来对本民族的思想感情、精神风貌加以展现，将独有的民族气息和民族风格通过音乐作品体现出来，此即为民族化。以深厚的民族文化为基础是使中国钢琴屹立于世界之林的重要手段。若是脱离了民族文化，中国钢琴音乐创作将成为无源之水、无本之木，也就无法促进民族化的钢琴音乐发展。本章主要对钢琴文化的创作风格和结构进行论述。

第一节　中国钢琴音乐文化的创作风格

一、中国钢琴改编曲的音乐风格

将原有的音乐作品进行移植，可以通过与之前的乐器或音乐形式不同的方式，或者以器乐音乐的形式针对民歌等曲调进行重新编配。因为钢琴本身所具有的宽广的音域和丰富的音色变化，使得钢琴的作品改编空间很大，几乎可以胜任所有的音乐形式。所以可以利用钢琴在保持既有歌曲或器乐曲相对完整的基础上，以改编的形式创作出新的作品。

（一）由古曲音乐素材改编的钢琴作品

在我国传统的文化长河中，众多古曲音乐并没有因岁月流逝而逐渐被人遗忘，而是被保留下来并且有所创新，其与钢琴产生了碰撞，在百花齐放的中国钢琴音乐中，不仅具有浓郁的民族风格，而且还兼具时代的气息。根据古曲音乐改编的钢琴作品具有显而易见的优势，其具有严谨的结构，与早期相比，其对民族音乐钢琴化手法的应用更进一步。这种改编在原有曲调的基础上融入了多声部的和声变化，经过这样的改编，原曲所表现的情绪和音乐形象进一步丰富甚至会发生改变，具有新的音乐形象的音乐作品就由此产生了。标题、旋律、结构、和声四个方面可以表现出以古曲为素材进行改编的钢琴作品的风格特点。

1. 标题上的风格体现

从标题方面来说，写意性与文学性是中国音乐作品标题所具有的普遍性特征。创作者希望通过标题给观者以"未闻其声，先解其意"的效果，再于音响的作用下让欣赏者更好地理解作品的内容以及所蕴含的思想感情。例如，《夕阳箫鼓》是基于传统的琵琶大套文曲改编的，其就白居易《琵琶行》中的诗句所营造的凄婉哀伤的意境进行展开。在改编过程中，黎英海从音乐本身与总的形象方面来综合考虑，删去了原标题字面上的含义，将《夕阳箫歌》《浔阳琵琶》等原名改为了《夕阳箫鼓》，而原曲文学性的小标题则被保留了下来。乐曲描绘了美丽如画的祖国河山，欣赏者可以从中感受到作者对生活的热爱之情。[①] 乐曲分为 11 段，曲调明亮，情绪积极。

2. 旋律上的风格体现

从旋律方面来说，中国艺术所具有的特征为"线条美"。根据古曲改编的中国钢琴曲也继承了这一特征，民族的神韵和气质通过钢琴复杂而丰富的现代音响得以表现出来，曲子非常注重旋律的线条美以及多声结合的变化。

3. 结构上的风格体现

从结构方面来说，根据古曲改编的中国钢琴曲较大程度地保留了原有的音乐风貌，因而中国特有传统文化、风格特色也得以保持。例如，钢琴曲《阳关三叠》是在隋唐时期琴歌的基础上进行改编的，而

---

① 即江楼钟鼓、水边斜阳、月上东山、风回曲水、花影层叠、水深云际、渔歌唱晚、洄澜拍岸、棹鸣远濑、欸乃归舟、临江晚眺。

原曲的叠奏①手法就被改编后的钢琴曲很好地继承了。

4. 和声上的风格体现

中国古曲的和声因为以古曲为素材的钢琴改编曲的出现而有所挖掘和模仿。例如从音程方面来说，古曲中的四、五度叠置和弦的基本音程即为四、五度结构，通常情况下这些都是被整体运用的。《阳关三叠》就是其中的实例。其表现的思想感情主要为离别之情。都采用叠奏式结构是两者共同的艺术特征，思念之情是相同的文化内涵，所以体现出了传统与创新的完美结合。

（二）由民族器乐曲改编的钢琴作品

中国传统民族音乐有其特殊的产生、发展的土壤，其源于单纯的中国文化以及社会环境，涵盖了所有的古曲和民间中国音乐。它属于本土音乐，蕴含着鲜明的民族音乐形态、审美情趣以及思维规律。众多创作者为达到让钢琴与中国器乐语言及思维特点更为契合的目的，尝试进行民族音乐的钢琴化改造。

从创作手法和风格特征方面来分析，根据古曲改编的中国钢琴曲具有以下两个方面的特征：一方面是对民族乐器的音色进行模仿，另一方面是对民族音乐的装饰手法进行借鉴。在众多的此类改编作品中，模仿各种乐器音色进行创作的作品占据重要地位。为了更好地突出中国钢琴音乐中装饰音所具有的艺术特色，首先要了解我国民族音乐中的装饰音所具有的特点。此外，装饰音还具有表达独特语气的作用，这是通过单音的丰富变化进行的。

例如《夕阳箫鼓》就对原曲所具有的古朴、自然、典雅、含蓄风格进行了保留，此外还进行了创新，营造了幽远、婉约、妩媚的音乐意境，这方面主要是在对琵琶、古筝、鼓等进行模仿基础上产生的。作品阐述了天人合一的传统美学思想，具有清新淡雅的风格，是优秀的钢琴作品。

---

① 叠奏，是一种基于同一音乐轮廓的自由反复、变奏、展衍或即兴发挥的音乐结构形式，也可以说是一种曲式结构。

（三）由民歌、小调和创作歌曲改编的钢琴作品

我国是拥有五十六个民族的大国，很多民族都有自己的民歌，这些民歌数量众多，风格鲜明，民族色彩浓厚。众多的民歌、小调和歌曲是作曲家创作钢琴改编曲的素材。变奏和组曲是这类作品经常采取的改编形式，在这种再创作过程中，乐曲所包含的内容被更加准确、翔实地表现出来。

这类钢琴曲对原有作品进行了提炼，对原曲结构也进行了整合。此外，还通过和声技法来丰富原始曲调。例如，《儿童小组曲》是桑桐根据东蒙民歌所改编，《藏族民歌》是根据藏族民歌所改编，这些作品为保持原有的民族色彩，均运用了各种和声技法，为少数民族音乐的钢琴化创作做出了贡献。

此外，由于人声所具有的声域以及个人演唱的声部都是有限的，所以在演唱民歌、创作歌曲和民间小调时，为扩大原作品的表现力，作曲家常对钢琴的独特性能加以利用。例如《台湾同胞，我的骨肉兄弟》是周广仁根据同名歌曲改编的，这部钢琴曲就充分利用了钢琴的特殊性能。

（四）戏曲、舞剧等音乐元素改编的钢琴作品

很多钢琴作品，都是根据戏曲、舞剧等其他音乐元素改编而成的，例如钢琴的交响乐。此外，民族乐器的钢琴化发掘也属于此类，最大化地发挥原作品的特色是这类作品的重要特征。如《红色娘子军》就是一部难得的钢琴作品，包括七首钢琴曲作品，以《清华参军》《军民一家亲》等为代表。在这些作品中，《快乐的女战士》被演奏得最多，其具有欢快明朗，节奏轻快的特点，容易吸引观众的注意力，表达了乐观的革命主义精神以及胜利者愉悦的心情。其由 A、B 两部分组成，前者活泼愉快，后者舒缓优美。

二、中国钢琴原创作品的音乐风格

（一）采用传统音乐元素创作的中国钢琴音乐

中国钢琴音乐具有的风格主要体现在，基于古典韵律创作的基础

上，对线性旋律、传统调式及织体、和声的叠置与创新律动的运用。

1. 线性旋律的运用风格

从线性旋律角度出发，线条在中国传统艺术中占据重要地位。[①]多样流动的自由美在对线条的运用中展现出来，具有简洁、率真的特点。

2. 传统调式与织体的运用风格

从调式和织体角度出发，五声调式体系和旋律性是中国传统音乐的主要表达手段。中国音乐的特色和效果主要源于前者的律动。在音级的数目上以及音响效果上，五声调式都与西洋大小调有很大差别。在以民族调式和声为基础的情况下，借鉴西洋传统和声技法，这样可以形成新的和声模式，促使传统和声与民族调式相交织，富有特色的中国钢琴音乐创作方式由此而产生。此外，对于这类作品的创作，作曲家们还常采取多样化的调式结构。

3. 和声的叠置与律动的运用风格

作品的风格和流派与和声的选择以及运用具有非常紧密的关系，后者甚至具有决定性作用。因为空灵、清淡、质朴等是中国音乐经常具有的音响特点，所以作曲家习惯于在西洋传统和声中加入民族和声，达到和声音量、民族审美、旋律特点之间的融合。

（二）采用地方音乐元素创作的中国钢琴音乐

我国地域面积宽广，所包含地区众多，这些地区的音乐都具有独特的个性色彩。对于中国钢琴作品来说，丰富多彩的地方音乐就是其取之不竭的源泉和宝库，通过中华民族钢琴音乐与地方音乐元素相融合，达到作品创新的意义。需要注意的是，这类作品在创作过程中，并不会对少数民族民歌的曲调完整沿用，而是从中提取个性鲜明、富有特性的素材。

钢琴协奏曲《山林》《长短组合》等都是这类作品的重要代表。

---

① 中国传统音乐更是注重通过旋律的抑扬顿挫、轻重缓急以及音色的丰富变化来表现情感，这与西洋音乐注重和弦重叠之美和对位呼应之美有很大的不同。

其中《长短组合》由三段乐曲组成，小快板、慢板、快板是这三段的节奏所在。其取意于朝鲜族独有的节奏形态，也即所谓的"长短"，乐曲第一章就是这种形式，在节庆舞会上人们唱跳的歌舞中经常会出现这种节奏形态。

（三）以原创与新音乐元素创作的中国钢琴音乐

分别用无调性手法、十二音体系和独创手法进行创作是以原创与新音乐元素进行创作的中国钢琴音乐所具有的风格特征。若是某处的音乐没有调性中心就是无调性，其主要使用半音阶，并且没有侧重的方面。具体来说就是使用八度中的十二个半音的自主功能。桑桐的《在那遥远的地方》是我国众多作品中最早使用无调性作曲技法的。

第二节　中国钢琴音乐作品的创作语汇

一、旋律

中国钢琴作品是以民族调式为基础的乐曲，其中也含有少数民族的特色和现代技法（无调性和序列音乐）。这些民族调式的旋律大多数来自于民间创作，表现的是老百姓们的日常生活。但是以现代技法所创作的钢琴曲与这些民间曲调存在着较大的差异性，无论是在大小调体系，还是旋律作曲方面都有很大的颠覆性，运用现代技法创作的钢琴乐曲与传统乐曲相比，在对调性、反调性、无调性方面都有了较大的改动和创新。

（一）运用民族调式的作品

汪立三的《蓝花花》是一首根据原有的民歌进行改编的旋律，所以在开始部分以原始民歌作为素材，其旋律采用纯粹的五声调式，D羽调式。王建中《浏阳河》为E徵调式，它通过加花变奏丰富了原湖南民歌的旋律。

中国钢琴音乐的民族调式以五声调式为主，同时还包括六声、七声调式以及在原调式基础上加入的偏音或装饰音的情况，以及同宫系统的转调或离调。《彩云追月》是在A宫调式上加入了变宫音#G。

（二）运用少数民族调式的作品

我国有很多钢琴作品都是取材于少数民族的曲调，具有鲜明的少数民族特点，这类乐曲大多是在原有作品节奏和调式的基础上加以创新而成。比如，丁善德的《第一新疆舞曲》就融入了新疆少数民族的音乐特色，整个曲调体现出了新疆人民幸福美满、热闹非凡的生活场面。还有很多音乐家也利用相同的方式，将少数民族的音乐特色融入到乐曲中，比如，王建中的《云南民歌五首》也运用了少数民族的调式，还有郭志鸿的《新疆舞曲》、陈怡的《多耶》、权吉浩的《长短组合》等。

二、和声

中国的传统调式与西方调式存在很大的差异，大小三和弦、大小七和弦并不相同，所以中国乐曲和西方乐曲的特点都非常明显，为了使和声应用变得更为灵活，需要在三度和弦的基础上融入附加音、省略音，由此便产生了中国钢琴和声作品的以下几种类型。

（一）二度和弦构成的和声

二度和弦构成的和声经常被用来描述喜庆热闹、载歌载舞的场景，有很多音乐家，比如储望华利用小二度和声，使作品《翻身的日子》整体的曲调更加欢快紧凑。王建中在作品《百鸟朝凤》中也利用了小二度和声来模仿鸟叫声。

（二）三度和弦构成的和声

中国对于三度和声的运用是经过一定程度的变幻和创新才形成的，经常被用来表达特定的感情。比如在贺绿汀的《牧童短笛》中，利用三度和弦表现出牧童纯真、灵巧的形象，使整个乐曲的风格更加轻快明亮。但是在储望华改编的《二泉映月》中，他利用以上所提到的二度、三度、三和弦、七和弦以及九和弦等，加强了情绪的连接，并且利用和弦的紧张性和不协调性，使整个乐曲悲伤、悲愤的感情更加浓郁。

（三）四五度和弦构成的和声

中国传统五声调式的乐曲通常由四五度和弦构成，这种调式可以给欣赏者营造一种高远空洞的听觉效果，将观众带入到浩瀚无边的意境中，比如黎英海的《夕阳箫鼓》就运用了这种四五度和弦，勾勒出了一幅悠扬空旷的图画，这种调式在少数民族的乐曲中应用较为普遍，在王建中的《梅花三弄》里也采用了这种民族调式，将中国的古典风和东方韵味表达得淋漓尽致。

（四）五声调式的纵和化和弦

五声调式的使用原则主要是将横向进行的音乐材料作纵向叠置，从而构成一种律动的和声形态。五声调式是由纵向和弦纵向结合而成，加强了整个乐曲的表现力，并使形象塑造得更加完善，在陈培勋的《平湖秋月》中，就是利用了五声调式的特点，将五声调式的纵和化和弦分解出来，从而更加生动地营造出月色下水波涟漪的生动意境。

谱例 5-1

陈培勋《平湖秋月》

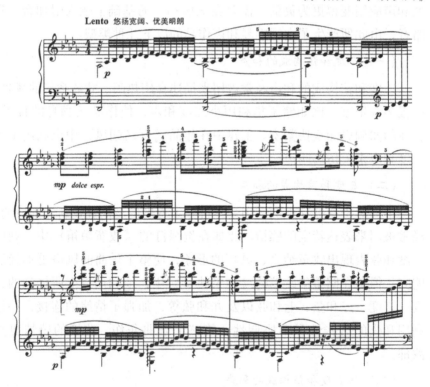

（五）五声的平行进行

五声的平行调式在西方乐曲中较为少见，但是在中国音乐中却较为普遍。中国音乐家可以利用平行进行的和声刻画出更加生动形象的音乐场景。比如陆培的作品《遥遥》中的高潮段落《踩芦笙堂》，运用大量不协和音程实现了高低音域的转换，并且左手奏大七度音型的顽固低音，右手奏大七度平行的旋律层，或四个声部都平行，所以高低声部与内声部分别构成大七度音程，由此来加强整个乐曲热情欢快、载歌载舞的气氛。

（六）多种和声手法的灵活运用

作曲家利用和声写作令整个作品的情绪和场景转换自如，更加灵活地体现乐曲所要表达的情感，根据情绪、旋律、风格等多方面因素，运用多种和声手段来加以灵活变换，比如在汪立三的《蓝花花》中就运用了大量不协和的音程，很好地表现了事物的对立和冲突；《涛声》中也运用了多种和声手段来表现出典礼场面的庄严、辉煌和壮美。

三、节奏

每一个国家，甚至每一个少数民族都会有自己的音乐特色，而节奏在整个音乐的编程上占有重要的地位。新疆少数民族音乐都是通过节奏来体现各自特点的。所以可以从分析乐曲的节奏入手，来探究钢琴作品中的特点。我国传统的古代音乐乐器中，最早的为打击乐器，重音的移位，弱起的、切分的节奏，逐步递增或递减的排列等，都具有鲜明的民族音乐特色。此后，随着音乐的演变，这些节奏就被音乐家们融入到了钢琴作品中，于是便产生了如今具有鲜明民族特色的钢琴乐曲。比如瞿维的《花鼓》在开头中就体现出了锣鼓点节奏的特点。

四、复调

复调能够平衡各个旋律之间的冲突，从而构成互相关联的有机整体，它可以使各个声部保持良好的和声关系，体现出复调音乐与主调音乐的相互作用。虽然我国传统的音乐主要是以单旋律为主，但是也可以看见复调的影子，它主要应用于少数民族音乐中，不过由于历史原因，我国对复调音乐创作的理念是借鉴于西方的复调技术，并不是在传统民族音乐的基础上形成的。

中国作曲家在不断的摸索和实践中，将传统音乐的因素同西方复调创作技法结合起来。我国复调作品的创作与西方复调作品一样，也分为支声复调、对比复调和重复复调三种。

（一）支声复调

支声复调在民间音乐中是较为常见的一种声部组合方式。这种复调又被称为衬腔式复调，以相同旋律的不同变体，分分合合，便产生了一定程度的对比，从而构成不同的声部系统。王建中改编的《百鸟朝凤》就用两手几乎相同的旋律来模仿两件乐器同时演奏的效果。汪立三《他山集》中的《书法与琴韵》主题的呈示部分，也运用了支声的写作手法。

（二）对比复调

对比复调将几个不同的旋律进行相互间的对比，从而统一结合构成旋律，在整个乐曲中具有重要的地位，包括节奏的对比、旋律的对比、结构的对比、调式调性的对比、级进和跳进的对比等。

贺绿汀1934年创作的《牧童短笛》是一个典型的对比复调作品。它既有旋律的对比又有节奏的对比，同时还有连音断音的对比、句逗的起落交相呼应等。《牧童短笛》是西洋作曲技法在我国钢琴音乐创作中的成功运用，成为我国钢琴作品中对比复调手法成功运用的典范。

（三）重复复调

重复复调定义是由同一旋律在不同声部中，隔开一定的时间，从而形成相互呼应的关系，在重复复调中以第一声部为主，其他声部为辅。重复复调，主要包括精确的重复和不精确的重复两种层次。精确重复也被称为卡农式重复，不精确的重复又包括解节奏重复、调式调性重复、倒影重复、扩大重复、缩小重复、自由重复等。

杜鸣心、吴祖强的《鱼美人组曲》中的《水草舞》采用了右手音程对左手旋律的卡农式重复。陈培勋改编的《卖杂货》也运用了这种手法。丁善德的《第一新疆舞曲》在开始部分的排列组合也可把它定义为重复的写作手法。

中国钢琴作品的复调技法出现的时间较为短暂，技术上相对薄弱，但是在现代的钢琴作品中却经常出现。音乐家们创作出了更多的应用方式和思维框架。复调技术的应用反映出我国钢琴创作技术的日趋成熟。

五、曲式结构

由于中西方的思维模式存在较大的差异，所以在音乐结构上也有明显的不同。中国传统音乐大多采用多段散体结构，其音乐结构以所要表达的情感和内容为依据，不拘泥于形式。中国钢琴作品在曲式结构上的特征主要表现在对传统曲式的移植和对西方曲式的借鉴两个方面。

（一）对传统曲式的移植

中国乐曲有很多脍炙人口的作品，这都是在原有作品上改编而成。比如《百鸟朝凤》原本是一首带前奏与尾声的 AB 循环体结构的器乐曲，后来被改为钢琴曲，将乐曲主题体现在各个段落间，中间插入自由段落来模仿鸟叫声，整个乐曲由快变慢，各个段落的过渡和衔接更为紧密。不仅在原有的作品的基础之上增加了欢快的气氛，更是通过反复循环来强调音乐的主题，完善了整个音乐的结构。

（二）对西方曲式的借鉴

中国的很多作曲家也开始学习和借鉴西方乐曲。比如赋格曲、创意曲、谐谑曲等都融入了西方的音乐特色。对西方曲式的运用又形成了许多洋为中用的曲式。

中国传统的钢琴曲融入了西方音乐特点之后，虽然大体是多段体结构，但是中间插入了很多具有西方特色的段落，在曲中又出现了灵活变化的调式，结尾以速度、旋律、和声交替构成，更凸显出整部作品的主题，让人眼前一亮。比如汪立三在对《蓝花花》进行改编时，就使用了这种手段。所以无论是哪一种曲式结构，只要能将乐曲合理地编程创作，就可以进行应用。

第三节　中国钢琴音乐作品的改编方式

我国传统的古乐中，有很多成为了如今脍炙人口的乐曲，与钢琴相结合，整个旋律显得更加悠扬饱满，处处体现着中华音乐的精华和文化内涵。

一、根据古曲改编创作的中国钢琴音乐

我国传统乐曲《阳关三叠》是根据古琴曲改编而成，主要表达的是离别之情。在改编之后，整体的主题不变，营造的意境和音乐结构也不变，只是在感情表达方面融入了思念之情，将离别与思念相结合，给人耳目一新的感受。

二、根据民族器乐作品改编创作的中国钢琴音乐

在中国的钢琴曲中，有很多是根据民族器乐作品改编而成，它们的创作手法和风格主要表现在以下两个方面：都是模仿民族乐器的特点；均应用了民族音乐的装饰手段。音色对于整个音乐来说，具有重要的表达功能，在中国音乐中占有十分重要的地位，对形成整个音乐的主题和神韵起着决定性作用，在中国的民族乐曲中，有很多都是根据乐器音色来进行创作的。

了解中国民族音乐的装饰音特点，可以帮助人们更好地推崇和宣扬中国钢琴音乐，从而加大装饰音的使用程度。装饰音不仅可以帮助整个乐曲达到更好的意境，也可以让人更充分地理解乐曲的旋律特点，比如黎英海根据琵琶曲改编的钢琴作品《夕阳箫鼓》中，既保持了原有的古典、自然、淳朴的曲风，还通过对琵琶古筝等中国传统乐器的模仿，营造出了一种轻远、悠扬、含蓄、空洞的环境氛围，其中所体现出的东方古典意蕴与中国传统特色更是显而易见，将自然与人类之间的和谐关系表达得淋漓尽致，是中国音乐史上难得的一首佳作。

三、根据民歌、创作歌曲及民间小调改编创作的中国钢琴音乐

有很多中国钢琴乐曲是根据民间的歌谣和小调改编而成，作曲家们以民间歌曲为素材，通过钢琴的演奏以及组合形式的变换来进行改编和创作，将原有的主题加以提升，更加精准、形象地反映出整个乐曲的主题，不仅丰富了内容，还使画面更加具体生动。钢琴乐曲除了可以对原作品进行简练的总结，完善其音乐结构，还可以通过和声技法丰富原始的曲调。比如桑桐改编的《儿童小组曲》《苗族民歌钢琴小曲三十二首》，根据苗族乐曲改编的《飞歌》，根据藏族民歌改编的《藏族民歌》，陈德义根据蒙古民歌创作的《友情》等都是遵循了少数民族音乐的特点，以显著的少数民族特色为主，再加上钢琴的创作，给人一种全新的享受。

四、根据戏曲、舞剧等其他音乐元素改编创作的中国钢琴音乐

中国钢琴音乐还会对戏曲、舞剧等进行改编。这种做法的最大目的是将原音乐的主题元素发挥到极致，保有原有作曲的特点，这种改编方式包括交响化改编和民族乐器的钢琴化，起到了画龙点睛的作用。

第六章 中国高校钢琴音乐教育发展现状与演奏教学

目前多元化文化拓展对高等教育的影响是积极的，尤其是在高校钢琴教育中得到了很好的反馈。这对整个音乐教学特别是钢琴教育的教学理论研究、教学实践研究、师资队伍建设、教材建设、教学模式等均具有重要的意义。本章针对中国高校的钢琴音乐教育发展现状进行论述，对于眼下钢琴教育的演奏教学的策略进行分析。

第一节 高校钢琴音乐教育的发展现状

随着国际间沟通交流的日趋频繁，世界进入了全球一体化状态，人们身处多元化文化氛围当中。文化的多元化发展为音乐教育尤其是钢琴教育创造了全新的发展机会。怎样评价西方音乐对中国音乐的影响，在新的时期如何审视和比较中西方音乐文化，中国音乐怎样在创新中发展，对于这些问题学者们提出了很多有价值的观点。而对于眼下的钢琴教育而言，要重点关注在多元化文化大背景下怎样将高校钢琴教育布局得更好。

一、我国高校音乐教育专业钢琴教学现状

改革开放以来，我国的教育事业进入了一个快速发展期，高等钢琴教育也获得了长足的进步。如今钢琴专业也已经成为了音乐教育的热门学科，它集知识性、艺术性与实践性于一体，受到了师生的普遍欢迎。但是由于扩招带来的影响，导致钢琴专业毕业生的质量参差不齐。长期以来我国的音乐教育都以西方音乐教育价值体系为中心，钢琴教育尤其如此，在一些主要曲目的选择上也多以贝多芬、肖邦等名

家的作品为主，以此来进行深入的教学研究。而教与学是一个互动的过程，有时教师为了突出教育效果会强化对学生的技能训练而忽视理论知识的传授。高校钢琴教师由于普遍承担着繁重的教学任务，而且还有自身职称评定等因素的影响，难以沉下来潜心钻研钢琴教学，有时为了方便快捷就选择熟悉的曲目进行教学，这样并不利于钢琴教育创新性的发展。学校和教师在教学实践中过分注重考试成绩而忽视了钢琴教育质量。在教学中并没有注意区分钢琴教育专业和钢琴演奏专业的区别，两者虽然都应注重钢琴演奏技能，但为了今后教学的需要，前者同时要加强理论方面的教育，它们的专业性质不同，不能把钢琴专业教育等同于钢琴演奏技能教育。

目前从事钢琴教育的工作者已经意识到了多元化文化对教育的影响，钢琴教育要打破各种束缚，在不断的实践创新过程中完善教学手段，从而打造高质量的高校钢琴教育模式。

二、对高校音乐教育专业钢琴教学的思考

（一）对钢琴文献学的思考

钢琴演奏是一项理论与实践高度结合的表演活动，在注重技能提高的过程中也要对相关文献进行研究，就像学习一门外语要研究其产生的背景一样，要对作品的时代背景、人文背景以及作者的意图等进行深入研究。钢琴教学离不开钢琴文献的支持，它服务于钢琴演奏，既要注重钢琴理论的学习也要强化钢琴实践的锻炼。

（二）对中国钢琴作品教学的思考

钢琴教育是综合了钢琴文化与钢琴技能的素质教育，在此过程中需要全面提升学生的钢琴文化素养。应当说自开启高校钢琴教育以来，涌现了一大批具有中国民族特色的钢琴音乐作品，这些作品与西方音乐作品在演奏技巧和表现手法上有着根本的不同，这就要正确理解各种文化背景下的作品特点，所以了解我国钢琴创作者原始作品的时代背景、创作原因，进一步理解中国文化，有利于提高钢琴演奏的综合水平。我们要认识到具有民族特色的钢琴作品对于发展我国钢琴教育的重要性，并通过这种代代相传的教育弘扬中国文化优良传统。中国

钢琴作品是中国文化的结晶，进一步了解中国传统文化有利于促进我国钢琴教育事业的发展。

（三）对教学模式多元化的思考

我国高校钢琴教育的目标是培养社会音乐教育的专业人才，为了实现这一目标就要从教育观念、教育方法上进行改革与创新，要在课程设置、教育方法和内容上树立多元化教育的理念。要根据当前钢琴教育的不足吸收西方国家钢琴教育的先进经验，同时了解各国不同背景下产生的钢琴作品的特点，根据这些相关经验和特点更新教学理念和内容。

在钢琴实践教学的过程中，注重演奏技巧的同时更要重视对钢琴作品内涵的思考。对于钢琴人才的定位不能仅仅局限于学习者的身份，而要全面提升其音乐素养。高校钢琴教育是技术与内涵的结合，技术是演奏的根本，在实践过程中要拓宽学生的艺术视野，增强对他们音乐审美素养的培养。要明确钢琴教育专业和钢琴演奏专业的区别，要重视对学生弹、唱、编等五项能力的培养，使他们在不断的学习过程中锻炼独奏能力和合作能力，同时加强钢琴伴奏的学习，以提升学生的综合技能。

高校音乐教师要注重对教学方法的学习，它决定了一名钢琴教师的基本素质。在教学实践中要注重强化技能训练，可以通过各种公开课的形式强化视奏能力的培养，同时可以以讲座的形式为他们介绍各种乐器的性能以及基本的伴奏方法。总之通过各种方式为学生提供实践锻炼的机会，以提高学生对钢琴音乐的领悟能力。

（四）对高校音乐教育专业钢琴教学师资队伍建设的思考

未来的高校教师，必须具备扎实的基础知识和专业理论知识。在正式踏入工作岗位前要进行教学实践培训，并做好终身学习的思想准备。理论是建筑在实践基础上的经验总结，对于钢琴理论的研究也需要在钢琴实践教学的基础上进行。目前的情况是钢琴实践先行，理论落后于实践。教师要转变思想，树立多元化文化结合母语文化的教学观念，研究与之相适应的教学方法。要以多元化文化为中心，以灵活的学术思维和社会责任意识积极开拓符合我国国情的钢琴教学模式。

多元化文化教学模式开启了音乐教育新时代，它为钢琴教学的创新提供了可行性方案，从而打破了原有的传统教学模式。但是我国的钢琴教育仍然面临较多问题，还需要在实践中摸索经验以寻求钢琴教育质量的提高。

第二节　钢琴演奏艺术要领解析

由于音乐是一门听觉艺术，重点在于让听众体会到演奏音响所创造出的鲜明而生动的艺术表现，感受到作曲家所要表达的思想情感，除了对作品的内涵要做到心中有数以外，还取决于能否从演奏音响中将它们表现出来。因此，能否掌握正确的弹奏方法，也是不容轻视的问题。

一、掌握好"用力"与"放松"

由于钢琴是要靠十个手指灵巧地触键才会发出声音的键盘乐器，所以如若手指不具备持续快速并有力地进行弹奏的能力，那么，即便对作品内涵的演绎设想得再好，也是难以实现的。因此，能否掌握好科学的弹奏方法，便成为一项十分重要的技术保证。很多演奏家主张用高抬指的方式对每个手指的独立弹奏能力进行强化训练。其目的是：将连接手掌部位的掌关节练得非常灵活，并将这部分的肌肉练得更具有弹性；同时，让手指前端的小关节也练得能支撑住手臂使出的最大力量，而关节又不会呈现出凹陷状。但是，不能仅仅追求如机枪扫射般的弹奏方式和速度，而必须在弹奏的过程中掌握好"用力"与"放松"的辩证关系，绝对不能"锁住"手腕，使它处于僵硬状态。

为了建立良好的手型，手腕需要协助手掌支撑在键盘上而不能塌陷；为了让掌关节能主动积极地参与运动，就不能仅仅依靠手腕的上下活动来用力。但同时也不能因此而僵住手腕，这也是极其不科学的。因为，弹琴时手指触键所使用的力量需要来自于整个手臂甚至腰部，就像日常生活中用手推东西一样，而区别就在于，弹琴时需要将这样的力从手掌再进一步往前集中到指端。一旦僵住手腕就像握紧拳头那样，使整个手臂的肌腱处于僵硬状态。

二、掌握好"肩、肘、腕"在演奏中的灵活与协调运动

要想掌握好"用力"与"放松"的辩证关系，保证"浑身"的力量能通达指端，并使整个手臂的运动富有协调性和柔韧性，肩、肘、腕三个关节能否给予积极主动的配合是至关重要的。有些学生的手指虽然"跑"得很"溜"，但由于这三个关节的运动受到了人为的约束，造成手臂的整体运动在演奏中显得非常拘谨，致使音乐的表现力受到很大的影响。

虽然弹奏钢琴的"主力军"是手指，但如果没能得到肩、肘、腕的协调配合，就好像跑步时被捆绑了膝盖和踝关节，依然不能很好地完成音乐的表现任务，更何况在作品中既有很多一连串持续不断"跑动"的音阶、琶音和回旋式音型，需要手指在整个键盘上不间断地来回"倒腾"，又有演奏法上要求的"断奏""落滚""连跳"等，需要靠各个关节运动的配合才能做到。还有以跳音、和弦、八度构成的各种句型，由于情感力度的表现不同，需要分别调动肩、肘、腕三个不同部位的发力点进行演奏，使音响与不同音乐的"力的结构"相吻合。

三、掌握好手臂与手指的力量做横向移动的弹奏方法

所谓"横向移动"指的是手指击键时的力，这种力产生于手指跟手臂一起作横向移动的过程中，目的是使音响尽可能地"legato"。虽然大家都知道，"legato"指的是每个音之间的声音要连贯，当中不能被"掐断"，也不必多费口舌。但问题就在于，仅仅做到音与音之间不出现断裂是远远不够的。因为，凡是要求"legato"演奏的乐曲、乐段或句型，音乐的歌唱性大多很强，所体现的内在情感往往需要气息的支撑，并以绵延起伏的方式加以抒发。因此，若是仍以传统的强调"颗粒性"的方式来演奏，即便是用上踏板来弥补也无济于事。更何况，这种产生于古钢琴时代的演奏方式显然已经落伍，必须另辟蹊径。从指挥教学演奏中，得到了一个非常有益的启示，即借鉴弦乐器的演

奏方法。不同之处是，必须将两个手合作拉提琴的方式合二为一。

所谓"合二为一"指的是由手指弹而让手臂"拉"。弹奏时，为了削弱琴槌击弦时的冲击力，就要让手指尽量地贴近键盘；为了让弹奏出的声音连贯、均匀，手臂就要像拉大提琴时运弓那样左右运动。这样一来，做渐强时可以靠手臂逐渐地向手指加大"压力"；而做渐弱时，就要将"压力"逐渐地向胳膊内"回收"。尽管手指在击键时仍然会出现小小的由上而下的动作，却由于触键时的力量直接来自于手臂，而非高抬指的击键动作，使得钢琴在快速弹奏以音阶、琶音或回旋音型为主的乐句时，会发出如行云流水般的音响效果，让人产生微风徐徐吹拂的感觉；当弹奏抒情的旋律时，会显得气息很长，让人感到非常"甜蜜"而又"温暖"。

毫无疑问，要想掌握好这种弹奏方法，掌关节的运动能力就必须达到相当灵活的程度。否则，手指只会软绵绵地在琴键上"摸"。另外，以下三个方面也十分值得注意：一是手指还需要得到手臂上所有关节，甚至上半部分身体的运动配合，让整个手臂显得非常"柔顺"，手指在键盘上能丝毫不受影响地"自由翱翔"；二是心里要有主动引导掌关节运动的感觉，尤其是遇到"迂回"进行的乐句时，更要提前意识到前面该"拐弯儿"了；三是更需要"竖"起耳朵监听，以便不断地调试自己的动作，使钢琴发出的音响能符合音乐所要表现的内涵。

第三节 钢琴演奏教学的观点的革新

依托于自组织与自维生平衡演化系统的弹奏技术，在新的音乐需求不断产生的过程中，逐渐形成了一种相对规律性的整合，直接影响并推进了钢琴教学观点与理念的更新，使钢琴教学的方式、方法产生了历史性的蜕变，传统的教学思想不断更新，有了与时代息息相关的发展与演变。

一、传统的教学思想

纵观早期钢琴教学中盛行的理论、方法与观点，大多都以提高学生的演奏技术和技巧为唯一目的，技术也通常被认为是演奏家能够流畅、准确地表现各种不同音乐作品所需要的机能和素养的总和。同时大多还具有共同的观念，就是强调熟练的技术、技巧必须经过长期的和极为繁重的指法练习及机能训练才可以获得，这也是演奏家走向成功的主要途径，由此早期所设计和流行的钢琴教材也基本建立在这种教学原则上。所有钢琴教师的注意力都集中在对学生钢琴技巧的培养和训练上，对技术性探讨的关注程度远远大于对音乐的价值的关注程度，拥有华丽和炫目的技术能力的人会受到同行的推崇和追逐，以至于在人们的观念中技术成为了一件可以完全独立存在的事情，大多数的钢琴家都难以抵挡这种诱惑，专攻单项技术或擅长某种技巧成为了钢琴家们的一种时尚。

在这种传统思想的影响和引导下，钢琴弹奏方法有了走向极端的趋势。人们追求弹奏技术，崇尚单独的指法练习，对精美的"珍珠技巧"情有独钟。认为想要练就这种技巧，就需要在弹奏中令手指始终处于运动的状态之中，而身体其他部位包括手腕、手臂、肩胛等肢体则应保持纹丝不动。用一枚硬币放在手背上进行手指的跑动练习在当时极为盛行，甚至也有人建议钢琴演奏者应该在弹奏中把双肘紧贴身体躯干，认为这种坐姿是最为美观和最为合理的弹奏状态。这种方法实际来源于羽管键琴和古钢琴时代的弹奏法，这显然与时代的变迁并不相符。早在17—18世纪，法国作曲家拉莫就曾主张演奏者的手臂应该"像僵死的手臂一样，它们只能支撑活动着的手指，根据音乐的需要，使手指在手指本身无法一次覆盖的键盘上活动"。可见，这种古钢琴的弹奏方式与"珍珠技巧"十分相似，局限在古钢琴上的弹奏原则明显阻碍了弹奏方法的改进，从时间上来看，这种影响至少持续到了19世纪末至20世纪初，跨越了几个世纪之久。

在这一时期的钢琴教学中，教师的主要工作就是训练学生的指法、矫正手部的各种动作和姿势，而忽略了去探究音乐作品的实质，开发音乐作品的想象力。在这种情形下，大量的专门训练手指的书谱应运而生，著名的钢琴师哈农（Charles Louis Hanon）所著的《哈农钢琴练指法》就是在这种钢琴以技术为先的氛围下写就的。同时代的卡尔·

车尔尼所著的《钢琴学派的全面理论与实践》几乎成为了当时钢琴教学的知识百科全书，他写了几千首练习曲，几乎涉及同时代演奏者可能会遇到的所有技术问题，这些内容当然也是我们现代钢琴教学中一笔可观的财富。今天可以从认识钢琴练习的角度来审视车尔尼的钢琴教程，车尔尼作为一位钢琴教育家也显然受到与他同时代的钢琴教育观点的极大影响，他也坚信手指的发展必须完全依靠持续的机械性的手指操练，其中重要的方法就是无休止的重复，并且要坚持从一种技术到另一种技术的训练过程，直到手指能够达到预期的灵活与速度。

基于以上指导思想，大多学生也会为了练就超凡的技术而刻苦练习、埋头苦干，甚至为排解手指练习的枯燥感，他们会遵照老师的建议边看书边练习，当时有不少人针对手指弹奏训练的需要发明了各种用于训练的机械装置。

二、进步的教学观点

虽然这种传统的钢琴教学法在 19 世纪是普遍使用的方法，但是还有如肖邦和李斯特等音乐名家对此持反对意见。

肖邦是一个人们耳熟能详的名字，他是一位钢琴演奏家，弹琴技艺非常精湛。他曾潜心研究弹琴技巧，并认为好的弹琴技法是通过触键手指的感觉传递到大脑，再通过大脑识别不同的音色，从而演奏出不同的旋律。根据肖邦的指法观点，长手指和短手指分别放在短键和长键上。当拇指落入不同音阶和在最后触键的情况下，手依然以一种和谐的姿态展示出来。在谈到演奏技巧时他说，手指要比较轻盈地落下，使之与钢琴相协调，这样音质才会优美自然。显然这种主张对传统的技法提出了挑战。

钢琴家舒曼发表过很多有关音乐的论文，他认为自己倾听自己的演奏水平是最重要的。那种试图把时间浪费在练习音阶上的观点和行为是错误的，要努力学习有一定难度的音乐作品，这样才能比较全面地掌握钢琴知识。

而李斯特则注重音乐想象力的发挥，依靠想象力的指引，身体就会有相应的动作来表达思想内涵。技巧不能仅仅依靠机械性的练习获得，而是要分析技巧，简化音乐中的难点，这样就有了演奏的实力。他认为音乐家要懂得倾听的艺术，要通过全身心的投入以及肢体动作的协调搭配来表演出完美的音乐作品。

传统的强化性弹奏训练与机械的不当使用，在当时使许多年轻演奏者的手部出现了问题，由于相对较弱的手指肌肉受到持续过度的疲劳而致残。这种肌肉和筋腱不同程度损伤的普遍现象引发了当时许多音乐家和医生的关注，并发表了一系列的观点和看法。有学者"自由落体"这一理念，并对其做出了独特的解释，认为"自由下落"只是一种比喻，应当提升概念为"有控制的自由下落"，认为手指尖必须有触键的敏感度，是"有意识并且有生命的"，每个手指必须有意识地按照大脑的意图来工作，并且描绘出从大脑到指尖的整个意识路线图，强调在练习中脑部和手应该同步起作用，进步要依靠充满活力的头脑。显然，这种练习法较为明确地提出大脑、神经、意识在钢琴弹奏中的支配地位。

前臂与手腕处要配合自然，并且手指要和其对应的琴键成直线，这样可以方便将力量传递给琴键。通过听力和技术的结合调动人体对声音的感知与想象力。他的观点不仅符合人体生理学的特征，而且摆脱了原有的技术规则，于是一个新的技术学派诞生了。

19 世纪末期是讲究科学实践的时代，这一时期诞生了关于肌肉和骨骼结构的生理学派。因为音乐表演与人体这些组织相关，探讨这些组织的活动规律与音乐表演的关系有利于提高钢琴演奏水平。这一学说过分强调人体肌肉的作用，而忽视了人整体的协调性，容易让人走入误区。人们在随后的应用过程中发现这一理论仅仅对个别的作品有效而对大部分作品没有明显的效果。但是有一点可以肯定，它为新方法的产生探索了一条路径，人们可以使用这种方法探讨新的技法。

1905 年，弗雷德里·阿道夫·施坦豪森（Friedrich Adolph Steinhausen）博士发表了在当时颇为令人震撼的《钢琴技巧的生理学错误与矫正》。施坦豪森对于传统的手指学派和解剖—生理学派进行严厉的抨击，他认为，弹奏钢琴时的手臂、手掌和手指与身体其他部位没有任何两样，都要服从同样的规律，钢琴的弹奏动作与人的其他运动行为的区别不是在身体外围部位（手指、手掌、手臂）上而是在中枢神经系统上。施坦豪森极为强调艺术的重要性，并且认为技巧是通过人的意愿和艺术意图与弹奏动作相互作用的，带有很强的不可分割性。可以说，他是最先构想出用更为合理的方法解决技巧问题的理论家之一，他把人们对钢琴演奏的研究视线从身体的弹奏部位引向头脑、想象力以及对中枢神经的控制上来。

由于解剖—生理学派学说自身的不完善，终究会被新的演奏学派替代。在当时出现了一种可喜的现象：音乐表演领域的实践家、理论家和教学法专家，与几乎和艺术没有直接关系的科学界代表，相继发表各自对钢琴（及其他乐器）演奏艺术新规律和新机制的看法。虽然观点各有差异，但都不谋而合有其共同点，他们一致认为：演奏者身体各部位的运动是复杂的生理心理学结果；运动的调节器是生活在音乐家想象中的形象，这种形象为演奏提供了动力；从而说明技术的运动机能要素并非是与其他要素相隔绝的，并非是独立存在的，而是与心理因素有着密不可分的、牢固的关系。心理技巧学派就此产生。

累计种种钢琴教学流派的观点以及多种因素传承的教学思想，使得在当时的钢琴教育领域形成三种倾向：在基本保持手指学派立场的基础上给予教学更多的新方法和新思想；继续解剖—生理学派的更深层次的研究，找到更为科学准确的运动形式；以心理和头脑内在因素为研究主导，以更前沿的思路寻找解决钢琴教学问题的最佳途径的心理技巧学派（也称"应用心理学学派"）。这三种研究思潮同时共存，一直延续到现在，近半个世纪以来，有无数的关于钢琴教学、钢琴演奏和技术训练的理论书籍和文章，可以说绝大部分都是与这三种观点一脉相承，通常呈现为三种流派中各种看法的不同组合或演化成为一种混合的状态。

第四节 钢琴演奏技术的策略探索

一、演奏力度的"强弱"变化必须发自内心

由于音乐最擅长表达人的情感，可以毫不夸张地说，作曲家能创作出多少种表达情感的"音乐的运动形式"，演奏者就必须具备多少种相应的表现能力。在乐谱上，之所以能看到各种演奏符号和表情术语，就是因为有些作曲家担心演奏者对作品的内涵产生误解而专门添加的；有些则是钢琴演奏大师精心编注的，他们通过这种方式，向后人贡献出了自己关于乐曲演绎的宝贵经验。这些都在提醒人们：技术不等于技巧。可见，单纯的弹奏技术是不具有表现意义的，只有当演奏者充分地调动了一切技术手段，通过创造出的艺术形象来表现作品的内涵时，技术才算真正提高到了技巧巧妙地表现音乐形象的高度。

乐谱上所标示的 f、p、mf、mp、ff、pp 等符号，虽然被译为强、弱、中强、中弱、更强、更弱，但是，千万不能将其误解成纯粹是音量"分贝"上的变化，以为只要按要求使声音具有轻重的变化就行了。用黑格尔的话来解释，显然是针对各种特殊感情和情绪表现的"深浅程度"。譬如"强"，既可以表现欣欣向荣、欣喜若狂、豪情壮志、激昂慷慨、怒不可遏、义愤填膺等情感，也可以表现大声疾呼、狂风骤雨、雷霆万钧、轰轰烈烈、声势浩大、至高无上等情感；又譬如"弱"，既可以表现窃窃自喜、优柔寡断、忧心忡忡、大失所望、神秘莫测、缠绵悱恻、幽思冥想等情绪，也可以表现轻声细语、柔美精致、小巧玲珑、空谷回声、余音绕梁、虚幻梦境、隐约依稀、愁云惨雾等情境。

作曲家除了运用调式、和声、节奏、肢体等手段以外，还可以通过音响力度的变化来表现生动的"景致"，这又是绝顶聪明的技法。因此，也需要针对力度变化的提示做出具体而又富于形象性的判断，然后再进一步从演奏上体现出来。如此，也能像齐夫拉、皮雷斯、普列特涅夫那样，在演奏中不仅表现了作曲家的内心世界，更是连同作

曲家的外在的神情、神采、神色、神态、神韵都统统展现到了听众的面前。

　　不可否认，力度的强与弱在音量上最明显的反映就是"响与轻"。众所周知，钢琴的音量是低声区最大，往高声区"走"就逐步减弱。但是人的情绪表现通常却恰恰相反，激动的程度越高，嗓门就越大，嗓音也会越高；无可奈何的程度越深，嗓门也就越小，嗓音也会越低。因此在一般的情况下，尽管乐谱上没有任何提示，演奏也应随着乐音往上运行时有所"渐强"，而乐音往下运行时有所"渐弱"。当情绪的表现正好与此相反时，作曲家往往会在乐谱上用术语或符号做出明确的提示。

　　另外，有时也会出现这样的情况，由于乐音本身运行的音区跨度很大，让人很明显地感觉到音乐有较大的"起伏"，就不必在音量上"画蛇添足"，以免弄巧成拙；有时又刚好相反，由于乐谱上的提示比较笼统，就需要演奏者"自作多情"一番。当然，也会出现相反的情况，尤其是模仿歌唱高音的时候，反而需要像美声唱法那样控制好力度，以避免"顶破"嗓子，也为了能表达得更加深情、含蓄。尽管演奏是对作品的二度创造，允许每个演奏者施展自己的才华，但也要恰如其分、合情合理地把握好音响力度的变化，避免过于冲动。

　　以克莱门蒂"练习曲" No. 13 为例：仅仅从通篇要求的"f"和"ff"中也能看出，作品表现的是一种毫无畏惧、勇往直前的精神面貌。如果，音量真的"一路"响到底的话，它那"特定音型"就会使人听得心烦。为了让音乐更富有艺术的表现力，就必须补充安排一些必要的"起伏"。一开始的"f"要适度，否则，到"ff"时就没有余力再发挥了；而过于轻，气势又会出不来。第 8 小节后，不妨利用左手声部出现的三个"排比句"，先从"mf"开始，然后再"逐句"渐强，一直推进到第 11 小节开始的第一次高潮。虽然，第 11～19 小节给人"一鼓作气"的感觉，但是，为了使音乐仍然显得有起有伏，不妨在第 13～17 小节，抓住由第 1 拍上第一个音构成的半音上行进行（降 B→还原 B→C→升 C→D），先以每小节上一个"台阶"那样地"起"；到第 17 小节的第 4 拍开始，再抓住每一个"sf"逐步"下台阶"地"伏"。到第20小节，由于音乐变得富于"深情"了，又可以从"*mf*"开始，然后再逐句推进到第二次的高潮。

再以莫什科夫斯基的《钢琴技巧练习曲15首》No. 11为例：为了能表现出富有诗意的"轻风歌曼舞"的画面，一开始10小节的"*p*"，一定要控制好音量，可以模仿长笛的音色，在毫不施加压力的情况下，让手指非常灵巧地作横向运动，并尽可能地具有像是吹出来那样的"空灵"感；为使音乐如轻风在空中飞舞那样，内心要随着乐音的上下运行而有起伏的感觉，只是，不必在音量上反映出来。因为，乐音在高、中音区运行时，钢琴音量的轻响变化正好与所要表现的力度相吻合，但内心若不随着乐音"起伏"的话，音乐就会显得呆傻而缺乏形象感。到第8小节，由于音乐在此画了个逗号，就要做出一个比较明显的渐弱。到第11小节之所以要求"poco rinf"（逐渐增强），是因为骨干乐音在往下进行（降G→F→降E→降D→C→降B→降A），违反了往上渐强、往下渐弱的"常规"，便做出了明确的提示；但立刻又要突然地渐弱，以便到达第13小节的"*f*"时能给人一个惊喜，接着又必须迅速回到"*p*"。作曲家将风儿在"急速转向"的动态形象，表现得实在太活灵活现了。由于第18小节提示需要再一次的"*p*"，这就需要演奏者在弹上行音阶时稍微强一点，有"资本"再渐弱；第18小节的"安静"显然是个"过渡"。第19小节开始的"cantando"（如歌的）乐段，此刻作曲家已将音乐从客观的表现，转到了抒发自己陶醉在大自然风光中的感受，因此，演奏时可以"纵情高歌"。只是音量别放得太大，一是让这"纵情"显得更深沉、内在些，二是给后面进入"*f*"留有足够的余地。当进入第一个"*ff*"时，就好像演唱一个高音时需要"铆足劲儿"那样，又好像登上山顶后感受到"极目楚天舒"的欢畅，并非真正需要放大音量，这样，好让情绪能随着音乐而逐渐趋缓，并"顺势"进入到又一个"过渡"，再作"dimin"时就会自然得多。然后从"*mp*"起步，情绪又开始激动，通过两次"cresc"的"涌动"，再次到达"*ff*"并一鼓作气地冲向最后的"辉煌"。

另外还要注意，"*sf*"是"sforzando"的缩写。虽然，需要对某个音或和弦突然加强音量，但也并非一律"响"。它如同一个"中性名词"，当音乐整体处于"强"的时候，它的作用是"火上浇油"；当音乐整体处于"弱"的时候，它的作用是"出其不意"，如同黑暗之中突然流光一闪。

总之，乐谱上的强弱记号是千篇一律的，需要演奏者根据不同的历史时期以及作品的内涵，做出必要的判断、精心的设计和变化的安排，这样才能使演奏具有丰富的艺术表现力。

二、正确地运用延音踏板

只要踩上延音踏板，钢琴的声音就会变得"水汪汪"，既能弥补构造上形成的缺陷，又拓宽了钢琴音色的表现力。但是，运用不当的话就会适得其反，使声音像烂泥塘里的水那样"浑浊"，破坏了声部的清晰度；更不可能因为踩了踏板，机枪扫射声也变得"legato"。18世纪末，踏板记号开始在海顿、克莱门蒂的作品中出现，但因强调声音干净而用得很少。自 J. 菲尔德创造了"夜曲"这一钢琴体裁后，才开始全部都用上踏板。到了肖邦时代，又把踏板的运用提到了一个新的高度。在德彪西的印象派音乐里，踏板更成为音色的调色板。

作为一种技能，踩踏板的基本要领有以下几点。

（1）在踩踏板时需要脚后跟着地，只用前面三分之一部分的脚掌（包括脚趾）触及踏板。

（2）要以踝关节运动为主，就如同用脚在地上轻轻地打拍子那样，切忌臀部甚至腰部一起扭动。

作为演奏技巧的一部分，既然已经发展到了"更成为音色的调色板"的历史阶段，就需要掌握好多种踩踏板的方法，最常用的是同时踏板和滞后踏板。

（1）同时踏板。与左手在弹奏某一个音或和弦时同步踩下去，就像用右脚在踏板上打拍子。尽管很容易，却也要用耳朵监听。譬如，肖邦《b 小调圆舞曲》（Op. 69 No. 2），用踏板的目的是起到加强低音的作用，借助于音响发出的"轰鸣"效果，使这个"蓬"更具有一种推动力；门德尔松《猎歌》，通过运用踏板，对小节强拍位置上的音加以"肯定",使节奏更富于内在的动力。

（2）滞后踏板。当需要将连续奏出的音或和弦的音响，连接得更"紧密"时，就需要在左手的手指触及键盘的同时抬起踏板，然后再踩下使音响得到延续。由于手、脚的动作正好相反——"手下脚上"，因此，有人称之为"切分"踏板。运用这种踏板时，最好是让右脚与左手弹奏的节拍取得协调，千万不能乱了自己的"方寸"。譬如，肖邦著名的《幻想即兴曲》。主要是利用音响产生的共鸣，既能在焦躁不安的"激动段"，创造出如海啸轰鸣般的效果；又能在缠绵悱恻的"抒情段"，营造出浮光掠影的意境。

根据音乐的需要，在两种踩法中，又能细分为全踏板、半踏板、四分之一踏板、颤抖式踏板。

（1）"全踏板"，指的是将踏板踩到底。通常用于创造"浓烈"的音响效果，来表现热烈而欢闹的场面，如吴祖强、杜鸣心的《婚礼场面舞》；或用于创造辉煌而华丽的场景，如门德尔松《无词歌》中的《猎歌》；或用于创造激动而亢奋的情绪，如舒曼的《冲动》（Op. 12，No. 3）。

（2）"半踏板"，指的是只需踩到一半的深度。通常用在既需要和声性共鸣音响的烘托，又要让主旋律声部具有清晰度的情，如莫什科夫斯基的《钢琴技巧练习曲15首》（No. 11）；或是音乐的表现需要在"弱"的范围内，如门德尔松的《威尼斯船歌》、贝多芬的《降B大调奏鸣曲》（Op. 22）中的有些段落。

（3）"四分之一踏板"，几乎是浅浅地触及踏板。除了德彪西的《阿拉伯风格曲》以外，凡需要做"调色"之用的作品中，都可以大胆地尝试使用，甚至巴赫的作品。

（4）"颤抖式踏板"，指的是踩踏板时需要脚在不断地抖动，当然不能踩得过于深。通常用在，一方面需要利用钢琴的共鸣声效果，另一方面，由于声部中有的音区偏低却又要快速地进行，为了避免音响出现"浑浊"，只能仰赖脚的"灵活机动"了。譬如，类似贝多芬的《降B大调奏鸣曲》（Op. 22）第23小节这样的句型。

由此不难看出，踏板是跟着和声的感觉走的。要想掌握好踏板的运用，最重要的是听觉反应必须灵敏。即便没有条件专门学习和声，只要留心倾听，也能不让音响"浑浊"。另外，对标明踏板的乐谱也要留心察看，别因为绘谱的失误，将不同和弦的音响重叠在一起。

三、养成合理运用指法的良好习惯

尽管，教学中对手指的技能训练从来不敢怠慢，但是，在一些应付学习的初学者身上，经常能看到乱"倒指"的现象，有的虽然表现得还算得当，也难免破坏音乐的连贯性。人们通常以为，练琴主要是练手指。其实，钢琴演奏是一项运用心智、调动力量来创造美的"系统工程"，要求演奏者的"眼、脑、耳、心、手、脚"，在相当一段时间内不停顿地合作运动，过程中相互间的配合要非常协调而又反应灵敏。要想在演奏中做到"心灵手巧"，其中的任何一个环节都不能"失职"。即便是看错了乐谱，或是脑子突然出现"空白"，或是耳朵顾不上监听，或是紧张得出现片刻的六神无主，或是手指突然"绊跤"，甚至忘了脚下该换踏板，都将导致演奏出现失误，达不到创造音乐美的最终目的。

因此，练琴是要将"眼、脑、耳、心、手、脚"六个部位，在整体的循环运动过程中，从不会配合到能够配合，从协调不好到协调自如，从反应不灵敏到极其敏锐。练琴的效率不高，恰恰是由心不在焉地应付差事造成的；考试前临时抱佛脚的成功率不高，恰恰是因弃之过久而导致整体的循环协调失灵造成的。

当然，对作品的演绎最终是要靠手来完成的。钢琴大师的演奏技艺，之所以能达到"炉火纯青"的地步，毫无疑问，苦练是基础。李赫特尔练琴的小故事：为了在音乐会上公演普罗科菲耶夫献给他的一首奏鸣曲，在练琴时，技艺无与伦比的大师竟也遇到一个技术难点，让他整整"攻坚"了近两个小时。可见，任何不刻苦的人都不可能交上"得心应手"的好运。很有意思的是据研究发现，人类的手通过劳动已经进化成为"第二大脑"。

要想在演奏中做到有条不紊，最"有效"的办法就是老老实实地按乐谱上标明的指法来练。尤其是在学琴的低级阶段，要养成严格地按照乐谱上的指法练琴的好习惯，久而久之，"第二大脑"就会在"熟门熟路"中，摸索出一定的规律；通过学习更多的作品，见多识广以后又会发现，相同的句型会有多种指法可供选择，掌握了规律以后，一旦遇到没有标出指法的句型，或者感到别扭的指法，就会动脑子为自己选编弹起来最顺手、最舒服的指法。这就叫"熟能生巧"。其实，当掌握了这门本事以后，很多技术困难都将迎刃而解。从中不难看出，要想学会弹钢琴，其中的学问还真不少，而学问恰恰是没有业余和专业之分的。既然下决心学钢琴，那么，首先要培养对音乐的兴趣，然后决定一个切合实际的目标，不要盲目地"追级"，要在"快乐钢琴"中学会如何努力，在努力中又学会如何获得快乐。

第七章　中国钢琴教学的系统方法与实践

系统科学的方法理论思想，如同一座灯塔，照亮和引领我们的方向。在钢琴教学中系统方法的哲学思考充分浸入教学理论研究的每一个环节。本章主要从钢琴教学中的应用分析以及教学与训练方式入手，对钢琴教学的课程形式与实践进行探索。

第一节　钢琴教学中的系统应用分析

一、钢琴弹奏中控制和反馈的动态调节

钢琴教学中，如何控制机体、声音、乐器等方面的协调运作，常常是针对弹奏练习与音乐解析的重点。依据系统方法的角度看问题，思维的深度、广度及视野更加开阔。

（一）钢琴教学中的可能性空间探讨

在接触世界万物的延续、变换与发展中会发现，许多事物并不是一开始便注定朝向某一方向发展，往往会有多种或是各种发展的可能性。由于各种不同条件的辅助、干涉或不同的随机状况的机遇关系，事物才沿着某一特定的方向发展。这种现象与控制论中的"控制"有着密切的联系，无论针对事物控制的对象如何，控制过程都具备一些共同的特点：①作为被控制的对象必须存在着多方面发展的可能性，若事物发展的未来只存在唯一性特点，就不属于这种控制的范畴；②所控制的对象一定要具备多种发展的可能性，当这些可能性可以从中得到选择才可以称为控制；③事物发展的可能性空间是事物存在不确定性的体现，是由事物的内因决定，人们根据自己需要改变的目的和条件，使事物能够遵循可能性空间中某种已经确定的方向发展，也就

形成了控制。可以看到，控制是需要在已具备的或有待发现和挖掘的诸多条件中进行有方向性的选择，当各种条件组合在一起不够具备条件时，选择的过程也就成为控制的过程。在控制过程中，反馈原理的机制可以说在其中发挥巨大作用。在钢琴演奏的过程中，对演奏者的头脑、心智、肢体等的综合协调控制是相当复杂的，可谓是在乐器演奏中操控性的系统配合之首。如何在这复杂的系统控制中调动人的综合协调能力是至关重要的，这就给予钢琴教师以神圣的职责。系统科学方法则更好地为大家提供了分析和解决问题的方法与手段。

1. 力量协调中的动态性倾向

由于钢琴的发声特点和琴槌的运动方式，并不像打击乐器那样可以通过变换不同槌子的粗细、长短、槌头软硬以及所用材料来改变击打的音色、音量等，钢琴只能通过琴弦的长短粗细来区分音的高低。所以有研究表明，无论钢琴琴键以何种方式受力，琴槌在击打琴弦时均不受琴弦的控制，唯一只有下键的速度才可以改变声音。在实际中并不尽然，声音的改变可以说与手指触键时所给予的各种下键的条件，如触键速度、力量的调整、下键的深浅以及软硬度等都有一定的联系，是由各个方面或多种层面的组成而形成的发声原理。我们从钢琴教学中可以体会到，在演奏者表现音乐的过程中，对开发音乐的丰富性与多样性的追求是无止境的。若想要呈现出多变的音乐就需要通过多变的声音来塑造，音乐的追求是变幻无穷的，人们也必然会去寻找表现音乐的方式更为广阔的变幻空间，我们追求这种多样的和多变的音乐表现的过程正是控制方法中对可能性空间的控制过程。

对于钢琴触键的方式方法以及下键的力量调节，许多专著教本中都有详尽细致的指导和讲解，大多围绕手指、手腕的摆放；手臂应该如何贯通作用；从肢体到全身应如何进行力量的配合等，针对钢琴依靠重量发声的弹奏原理来说，这些问题都是非常重要的。为了适应可变的多层次的声音需求，这里需要强调一种更为重要的观念，在弹奏中各种力量的来源、力量的配合、内在力量的协调等都随时存在各自变量的控制特点。哪一种控制变量出现细微的变化，所显现的结果将很可能发生有限的甚至根本的改变。这些变化都是经过负反馈调节来缩小目标的距离。因为在大多数的控制过程中，人们很难甚至不可能把可能性空间精确地缩小到某个唯一的状态，而只能把可能性空间缩小到一定的范围，这实际上就已经达到控制的目的了。结果中出现的无限性特点是因为控制过程的随机性，也叫随机控制。随机控制是可能性空间缩小的过程。它的特点是可能性空间在达到目标值时才会缩小，不达目标值时仍然保持不变。所显现的无限性结果若要转化为有限性，则必须利用随机控制的范围来接近所需要的期望值。

　　在钢琴教学中，学生在弹奏过程和表现音乐的状态下，当表达不同的音乐情绪时对声音层次力度的控制和把握的问题常常较为突出。在遇到音乐中声部层次、音色层次和声音色彩布局层次变化的需求时，控制和协调不同的力量运用及配合触键的分寸把握显得尤为重要。

　　对于演奏者来说，左右手的力度层次及乐句间声音层次转换控制技术是一个很好的验证和挑战。其中充满激情的主题需要用极为连贯的语气歌唱出来，情绪的热烈达到极点。左手的音流则以其强烈的律动衬托在右手八度和弦韵律激情之下。双手触键力度在这种配合中，左手在第一声震响之后完全处于更为内在的不平静和推进之中，在激烈的快速跑动中大指的不利位置很容易影响到整体的律动性，由于右手拥有极大张力的强悍的连贯乐句，使得双手的平衡与控制增加了难度，大多学生对左手的声音控制都要经过一个长久的调适与调节的过程，在练习中很容易受到右手热情旋律的左右。当这种情况出现时，整个音响全部淹没在滚滚洪流之中。但在紧接之后同样音型的极端幻想的乐句对比出现时，所需要的声音色彩与幻想的意境就更加容易被左手的失态而制约。

　　在音乐中常常遇到的、纵向与横向音型中声音层次的变化、对比、转换等各种表现手法，属于最为常见的音乐表现手法，在钢琴音乐中随处可见，比比皆是。这就需要在弹奏中触键与力量的调节起到一个较为关键的作用。这种调节和配合来自多方面：一方面是参与弹奏活动所调动起来的、自发的或受控于中枢神经系统的身体各个部分的组合，这些部分必须有很默契的协调与配合，成为统一的整体；另一方面则需要调整人本身的自然条件和钢琴之间的平衡比例关系，因为人本身都是独立的个体，没有两个人的个性、身体比例以及对音乐的敏感像被克隆或被复制一样的相像，他们所接触键盘的肢体以及手指也是各有长短粗细不一，调节放松及运作力量传送的能力更参差不齐。钢琴乐器本身所显现的个性差异也同样更不亚于个体的人，与每件乐器中音色音质、灵敏度和下键的手感差异比较，从均衡比例调节关系上来讲其黑白键的高低排列已显得轻而易举。在这两个方面进行配合与调整的同时，神经中枢系统和全身的弹奏机能所建立起的联系，在这两种配合与平衡之间起到决定性的作用。

可以看到，这么多种条件的调适与配合，如果没有经过人为的选择和调节的作用，是很难从自然中产生的，若有例外也应当是极小的概率。在控制论的方法中，控制的过程大多由三个基本环节构成：了解这一事物所面临的可能性空间中的一切可能性；在这种可能性空间中选择某一些状态为既定的目标；通过调节控制条件以使事物向既定的目标转化。针对一个较为复杂的控制过程，事物的可能性空间有时还会显现出其他状态，而且这种状态还有可能具有复杂的展开方式。因为影响事物发展的各种条件是错综复杂的，与之相应的选择过程也是复杂多变的，所以还需要在不同的阶段控制不同条件下的状态，以及各状态条件之间的相互配合。

培养钢琴弹奏中关于触键的重量作用、力量的通畅与协调，以及运用不同力的调节作用下所产生的不同特质的音响，对给予和促进钢琴演奏者的技术全面发展，乃至其公开演奏的发挥水平，都具有重要意义。这也是把它作为问题的第一步来进行阐述的原因之一。由于每个人都拥有不同的肢体结构，所以必须发展出适用于自己的力量传送的方法条件，就是要寻找到属于自己的并且是个人所适宜和推崇的声音特点。在实际教学中，教师不应当强调每个人都必须遵循同一种弹奏方式和同一种音响范围与表现力，实际上达到完全统一的可能性也是微乎其微。在观看不同的钢琴家独奏会或欣赏他们的影像唱片时也会发现这一点，没有一位钢琴家的弹奏特点和音乐诠释是完全相同或相似的，他们都各具特色并有其独到之处，从最基本的触键发声到力量的传送协调方式各有差异，但他们的音乐也一定会呈现出其独特的闪光点和精彩夺目的魅力。这说明一个道理，在教学中，过多地纠缠于力量传输中的细节要求，有时可能会对学生自发的或内在的感觉中关于对力的自然调节产生某种限制或者干扰。对于手如何摆放、手臂如何调节、身体如何投入等一系列要求，在把握基本原则的基础上，针对学生的个体差异应当因地制宜、各取所长。不应迫使学生如同完全出自一个模板，如果在教学中始终顽强坚持把学生圈定在一种教师自认为最合理的规则中，这种方法可能会逐渐使教学本身陷入种种困境，有时是很难走出误区。这种教学观念和现象也会发生于其他器乐教学中。

综上所述，在钢琴教学中对于弹奏力量的协调应当首先掌握主要的前提原则：要调动一切积极的力量以及所具备的自然重量，以精练与简洁的科学方式把他们投入到和运用于琴键发声中，同时要根据不同的音乐需求而不断地调节力量作用的细微转换，以改变不断变幻的声音层次和音色比例。根据各种条件和情况下的改变而随时来应变是事物间相互协调作用的法则，同时，保持人的经络气血的通畅在实际的钢琴演奏状态中也具备很直观的借鉴作用。这就需要一切演奏活动无论从外在的动作上还是到内在的肌肉运行中都应保持相对的自由度，不应当被任何不必要的牵制所束缚，特别是从手指到大臂之间力量的贯穿应当融合成为一种统一的运动形式。因为从手指到大臂的两个部分之间构成一套完整的杠杆原理系统，两者之间的各部位都属于弹奏中最可以直观调节的部分。从大臂的功能和任务来看，主要一点是要辅助手指，使手指在弹奏中能处在最方便最放松的状态，顺利地完成大脑运动中枢所发出的指令。可以说，重视在机能运动状态中正确地分配力量并使它们之间的均衡比例永远处在变化和调节的状态，这种调节永远与大脑中枢神经建立有效的反馈连接，以适应不断地调整新的状态。

2. 手指灵活性的概念

在钢琴教学中，教师所关心和关注的重点常常是训练学生的手指弹奏强度和弹奏速度。但实际上，手指灵活程度和肌肉的参与并没有太直接的关系，速度的问题并不能完全取决于每个手指的动作频率，而应当是取决于头脑的敏捷度。常常有这种情况，在拿到新谱子之前如果听过或已经熟悉的作品，学生掌握起来要快得多。这意味着头脑是否接受和领悟对弹奏机能产生着直接的影响，头脑越迅速，从中枢神经到神经末梢（弹奏肢体）的意识冲动的传递就越迅速。在弹奏中出现手指不顺畅的反应状态，也大多是由传递指令中的障碍造成的。

尽管钢琴演奏是依靠手指的动作来完成，但单个手指的灵活程度并不能成为手指速度运行的主导，而是要依赖多个手指间序列动作中精确的时间配合来完成。经常会遇到一些用功的学生甚至演奏家能够在各种场合，特别是在钢琴弹奏活动之余的状态下进行手指的灵活性练习，似乎在巩固和提高手指的运动机能。但经过研究发现，这种动作能获得的练习效果微乎其微，有时可能只能获得一种精神上的慰藉。一位名叫奥斯卡·瑞夫（Oscar Raif）的钢琴家曾做过一些有趣的实验。实验由两种人群参加：一种是钢琴家、钢琴演奏者；另一种是非钢琴演奏者、受教育高低不同的普通人。实验结果显示：普通人的二指和三指每秒钟挥动次数为 5~6 次，其他手指每秒钟可以动 4~5 次，受教育和才智较高的人通常比较低的人能够具有更高的手指灵敏度。可是在测试中受过训练的钢琴家单个手指的灵活性绝对没有高过非钢琴演奏者，同时一些从来未接触过钢琴的人手指挥动次数可多达 7 次，但有许多优秀的钢琴家只能达到 5 次。

这一结果使人颇为意外。以往在钢琴教学中一贯强调和训练单独手指的活动能力，显然它所起到的作用一直被过高地估计了。在实际的钢琴弹奏中，对于单独手指的灵活性与否从客观的角度分析并不是那么重要，给人以直观的概念是更要强调对演奏者手指自身的天赋与能力的开发。在一般演奏状态中手指的灵敏度在正常弹奏颤音的情况下可以得到充分体现，当弹奏每秒 8~12 个音组成的颤音时需要手指每个上下动作 4~6 次。一位叫恩斯特·简茨（Ernst Jentsch）的博士在 1904 年就进行了一系列实验，发现人的耳朵的听辨能力在感知快速连续音的程度时是有极限的，这种极限也是因人和条件的不同而存在差异。听人们熟悉或非常规律、简单的连续音比听不规则并且更复杂的音要容易得多。在听简单的颤音、震音或简单的音阶式连续音时，当超过每秒 15 个音后，人们的耳朵就会出现混沌状态。当连续音的复杂性、不规则性及独特性越加扩大，听力对声音的清晰度辨别能力就越困难。这种情况出现时人的感知力甚至会降低到每秒钟 6 个音。同时由于泛音的干扰，低音区的快速连续音也就比高音区的连续音更难听辨，所以人的听觉在比较舒适的状态中应该不超过每秒 12 个音。在这种范围内人对音乐的感知才不至于形成一种抑制状态。从中可以得出一个相应的结论，人的手指灵活度的极限正好和人的听觉感知极限是不谋而合的。再联系瑞夫的手指动作的人群实验可以看出，单个手指最多需要每秒 6 次动作，就已经能绰绰有余地完成手指灵活性动作所负担的过程，而这个标准是任何普通人都可以轻而易举达到的。

瑞夫还做出了其他贡献，通过多年观察他的学生练习的过程，并做了详细的记录：学生经过一段时期的持久性手指训练后，弹奏音阶、琶音等五指练习的极限速度已得到显著提高，但每个人单独手指的灵敏度指标并没有提高和变化。在练习中还发现一种有趣的现象：学生弹奏手指练习在开始的极限速度是右手每拍 120、左手每拍 116，瑞夫让学生只使用右手练习，两个月后右手就增加到每拍 186，但奇迹发生的是左手尽管在这段时间内从没有接触过钢琴，但左手的速度能力仍然相对有很大提高，也达到了每拍 152。这个实验也充分说明，在手指训练中，一味强调手指机能训练的作用，从教学的指导方针上单纯追求加强手指肌肉的强健以及肌肉耐受能力的增强，追求以速度为目的的机械训练，目前来看这种观念是带有较为明显的误导。从实际情况出发，对于加强手指机能的强化训练的作用是应当认可的，但是不应当绝对化，因为还有来自其他方面的重要因素。

在弹奏的过程中，当左手和右手同步并按同向的音型顺序弹奏进行时，左右手双方由于指法顺序呈现一种相反的状态，特别是在左手的移动中有时常常会感觉到行进状态与右手比较起来尤其蹩脚和不顺手，并且在弹奏中会遇到一些难以控制声音层次或均匀方面的困难，同时也明显表现出左手与右手灵活性等能力方面的差异。但当弹奏中的指法转换为左右手按同样指法顺序反向运动进行时，特别是在左右手的节奏重音能够落到同样的手指上，左手的灵活性障碍就能较为轻易地得到削弱或者消失。显然，左手常常表现出来能力上的弱势，不能单纯地、简单地来看待。下面举一个莫什科斯基练习曲的例子。

在这首练习曲的开始，左右手承担着各自不同的任务，双手的音序也并不是在进行同一方向的运行。但是由于左手音型所表现出的特殊形式，使弹奏难度加大，也更突出地体现这首练习曲的练习目的。由于大指单独声部保留音的作用，对学生而言，左手的其他手指特别是三、四、五指的灵活程度均处于劣势，这使得左手手指间的配合运行和均匀律动显得很不顺畅，特别在音型的转换和位置的转换之处显得尤为突出。与此同时，尽管右手仅仅以一种节奏鲜明的、简单的和弦交替进行，也并不能摆脱左手在把位上持续保持松弛状态的不适应。但是当进行转接到下一段时，右手出现了同样的反向音型，这时情况则大不相同。

这时的左手弹奏状态显然变得顺畅了许多，以往三、四、五指难以控制的蹩脚状态似乎马上得到了改善，以致给人一种音型被简化的错觉。经过句中，尽管双手同向运行，但由于左手把位的特殊性会明显感觉到左手的跑动过程有着极大的不适应，短短的几个音组可能需要专门有针对性地进行单独、反复的强化练习。在之后转变成为双手反向的音型后，也同样可以明显体会到双手弹奏的感觉变得顺畅和容易许多，使左右手的配合轻而易举地达到默契。从中也可以衡量出，对于之前的双手同步音型的强化训练是多么重要，因为相比前后的反向音型所提供的手指便利很可能更凸显这几组同向音型所造成的破坏性。

这种现象与之前的实验都说明一个问题，人的手指乃至机体重复的机能运动控制其实并不在于或不完全在于肌肉的单纯强化，实际现象所传达的信息是大脑的中枢神经在其中起支配作用，这与大脑的定位和功能有直接的关系。

从人脑的解剖结构和功能来看，躯体的感觉和运动在大脑皮层上有相应的定位，脑部的两半球中每半侧身体的感觉和运动都是由对侧的大脑半球来控制，左右两半球相同对应点之间有一处叫作胼胝体的横向神经纤维把他们连接起来构成一个统一的整体，使人有一个统一的头脑，使左右两边的活动协调一致。每一半所进行的神经过程同另一半的相似点也会产生强度略弱的神经反应，对于双手来讲，它们之间的左右关系就像照镜子的对称关系一样。所以在左右的音型顺序对称的情况下，右手的练习也能够帮助左手提高一步。但是在大多情况的演奏状态中，这种音型出现的概率并不高，左右手的动作进行经常是音型的同向或更为复杂多变的情节，中枢神经常常完全处于相反的或调节变化之中的联动中，这就使得它们相互之间必须去不断地抵御这种相反的联动状态，抵御的同时再重新建立正确的联动配合。

所以，尽管钢琴弹奏技巧中手指的灵活性程度显得很重要，从动作灵活性本身不可否认，但是过分地相信单纯加强手指机械训练能够强化整体的弹奏技术，从客观的实际看现实远远不是人们想象中的状况，体现一种主观臆断的片面的观念。尽管这种观念来自带有明显缺陷的手指学派，但一直到今天，仍然有绝大多数从事钢琴教学和钢琴演奏的学人们坚信不疑。这种观念在具体实施中的直观性特点也确实容易使人产生误区。

加强手指灵活性若仅限于采用开发手指独立活动机能的做法，无论从解剖学还是从神经学原理中研究分析，都缺少其中的科学性道理。从控制规律的角度审视更没有发展的可能性空间。在控制规律中有一点，如果控制的过程都设想以某个唯一的状态为目标，不但没有必要性，同时还会使控制失灵。弹奏技巧本身来自于中枢神经的控制，手指动作被作为一个完整行为的一部分来协调，其协调的实质是手指连续动作之间时间安排的精确程度，它与声音、节奏等一系列的感知意愿紧密相连，而这种感知和意愿所具备的可能性空间是无限广阔的，这也应当是人们解读手指灵活性概念语意的最好来源。早在 19 世纪，杜波伊斯就已经认定，长期训练所造成的肌肉系统的器质性变化，仅表现在增强手指的力量和耐力上，而并不在于提高手指动作的灵活性上。他不愧是一位有先见的著名生理学家。

（二）钢琴教学中的负反馈调节作用

钢琴教学中常见的问题，教师在给学生提出要求时，无论是弹奏中的声音触键还是音乐处理的艺术技术细节等，聪明的学生领悟性都较强。但也经常会有学生面对导师所指出的新要求，无论经过怎样的尝试都找不到改进的方向和确定最终所达目标，面对的困境似乎难以逾越。这种情况下教师会想办法尝试调整和改变教学的策略：根据学生的接受能力和情况设计新的教学进程，使教学按步骤和环节进行，每个环节经过学生反馈确认后再进入下一个环节，这样在一个个步骤中逐渐达到最终的教学目的。这种教学方法是从事教学活动的教师常用的教学方式，这种方法之所以收效良好而受到教育工作者的推崇，是因为它的部分理论依据来自一种科学的系统方法规律，也是控制方法理论中的负反馈调节。

综上所述，负反馈调节就是设计一个目标差，通过系统不断地把自己的控制结果与目标进行比较，使得目标差在一次一次的控制中慢慢减少，最后达到控制的目的，所以它就是一个目标差不断减少的过程。作为控制理论的负反馈调节机制必须有两个环节：①系统一旦出现目标差，会自动出现某种减少目标差的反应；②减少目标差的调节要一次次地发挥作用，使得对目标的步步逼近能够很好地积累起来。如果不能满足这两个条件，就不能被视为完善的负反馈调节，但实际事物中有很多控制中的反馈不能满足第二个条件，这种情况也被称作半反馈调节，虽然它们不如负反馈调节那样完备和精确，但是也在实际中被广泛应用。鉴于对这种控制与反馈方法论原理的科学性理解，应当更好地把它应用到钢琴教学中，由于负反馈调节原理的应用，在不断运动的客观事物中，几乎可以覆盖所有钢琴弹奏中的运动原则。

1. 声音与听觉中的负反馈调节

在钢琴弹奏力量的协调作用中，从指尖到大臂乃至全身的各种比例的力量配合协调所产生的变量。这种变量的最终体现就是声音，由此引发出声音中的无穷变数成为声音本身的本质特点，在可能性空间中赋予人们对声音无尽的可开发性和创造性的可能，并给予人们对声音无限广阔的想象空间。只有找到力量协调作用下的精确量，才能调动出最大的声音极限，如何调整力度使触键发出的声音结果达到最理想状态，在寻找这种状态中必须经过反复的控制与调节的过程，在复杂的调节过程中听觉在其中起到主导作用。在这一系列完整的运作系统中，利用负反馈调节发挥其应有的作用，其思路的拓展路径会更加开阔，最终的目标会更加明确，声音的选择与通过听觉调适过程的步骤也会更加有序。

在考虑和研究钢琴弹奏中的声音技巧问题伊始，就必须对构成的声音以及声音的目的进行全面透彻的分析。关于讨论声音质量的问题，不应当纠缠于仅研究和讨论一个音的质量，因为这种情况极少存在。音乐往往以序列的形式出现，演奏者的动作反应也以同样顺序进行，如何控制触键发生时产生的所需音量，这种声音的音质与音量的把握分寸由谁来指挥和调整，头脑的作用终归是一个出处，除此之外还需要有其他角色的配合与作用。著名的教育家和表演艺术理论家舒尔皮亚科夫认为：影响钢琴演奏者手指弹奏过程的因素一方面是他们内心对音乐的听觉想象力，另一方面手指弹奏中的动觉和触觉等一系列感觉又作用于演奏者的心理；根据事物逆转的原则，影响运动的元素不仅有听觉反馈和审美意识，而且运动本身也对于人的意识以及听觉在发展和完善的过程中具有反作用力。他还认为，真正的技术的形成永远不会离开艺术构思，艺术构思本身也不可能完全脱离技术而独立存在，这种双向的依赖关系可以作为演奏技术理论的基础。可以看到，在研究和推敲演奏中声音技巧的过程，仅从某种单方面角度分析，都是不全面的，因为它不能充分体现声音所蕴含的真正的音乐本质。

由于钢琴乐器的发声原理与特点，需要演奏者以重量为源头作为考虑问题的出发点，通过利用机体协调运作的可能性空间调整演奏方法来寻找和加工所追求的声音，不同的协调方式造就各具细微差异的演奏手法，这些手法的获得常常是也必须是经过不断的负反馈过程的，每一次反馈都可以作为后续经验的积累，逐渐为继续的新的调试加工打下良好的基础。这种以推陈出新的方式变化的基础，不断缩减目标差以开发新的追求与方法策略。控制论方法中负反馈原理之所以应用如此广泛，并且如此有效，是因为它可以把有限的控制能力积累起来，从而扩大控制的能力和控制范围。每一次作为输入的反馈实际上常常都是来自上一次作为输出的可能性空间（指上一次反馈作用所形成的系统），使控制的机构在这个已被缩小的范围之内进行新的选择。也就是说，面对不断变化发展的事物要在调整进程的同时进行观察，在观察中随时修正已有的行为和方法，采用步步逼近的步骤和策略接近目标。

在这种负反馈控制的思想指导下，可以更大胆地拓宽在钢琴演奏中开发与求索理想的声音技巧的研究思路，在思路的脉络主线中，特别要重视从艺术性要求的层面来看待技术手法。关于艺术与技术的关系，它们之间是应当存在着相互间既依赖又自主的多方面发展的辩证关系。当演奏者的表现方式、表现音乐的技巧，以及在新的音乐灵感下所协调配合演绎出现新的音乐理解与诠释等，同时演奏者内心的形象思维或思想方式会受到相应的影响或改变，而演奏者内心所凝聚的音乐想象和声音需求，又直接作用到演奏技术的开发与创新。这种规律使我们在每一次协调技术与艺术的负反馈调节中，不仅能够从中获得追寻中的声音艺术而且也得到为表达这种艺术性的音乐目的所激发灵感作用下获得的技术。在探寻到新的技术手法的同时，音乐内容的表达与诠释也变得更加具有艺术性，一种新的音乐思想也许有可能随之形成。

可以说，负反馈控制在人类的几乎所有达到目的的控制过程中广泛运用，这种广泛性源自负反馈调节过程本身契合事物唯物的自然辩证的发展过程，从中也揭示了它在人认识世界的一切行为中所起到的作用之大有时可能是难以估量的。1948 年，一位叫艾什比的学者发表过一篇关于脑模拟的论文《设计一个脑》。他认为，人的大脑之所以能够获得并处理信息，是因为人脑具有很强的通过负反馈控制来不断校正偏离中心最佳状态的能力，这种过程可以使人从十分纷繁复杂的环境中获取到人所需要的经验，从而找到适应这种环境的方式。引申到现在所谈论的钢琴弹奏中声音技巧的控制的话题，无论是专业的演奏家还是初学的钢琴学生，不管水平高低，在他们的学习和掌握过程中，演奏行为及手法的自动调整无时无刻不在其中，可以说每一个声音都具备调节反馈的条件，每一个动作的过程都是在运作一个复杂的系统，都是一个动态的系统调节过程，这种观念在所有钢琴教学与演奏活动中都是不可或缺的运用过程。

　　从以上论述中可以理出一条线索，声音的技巧应当是从多方位多角度经过循环的信息反馈而形成的。在确定听觉愿望作为目标差的前提下，当经过手指触觉作用触键发声时，首先反馈回来的应当是听觉和听觉所反映和判断的审美意识，这种听觉审美与运动神经中枢相互作用调节，通过进行这种提高手指控制能力的调节再不断积累、改进，逐渐接近或达到最初内心的听觉愿望。

　　可以看到，听觉的审美代表在艺术创作思维指导下的听觉辨别能力，这种能力的培养是提高声音控制技巧的一个重要环节，它并不仅仅是简单的辨别声音大小与长短的抑扬顿挫，而是代表自主的音乐构想的判断力，音乐构想是随着每位演奏者本身的全面艺术修养与音乐实践经验的不同而存在着相当大的差异。所以，听觉愿望的目的水准和特点是因人而异的，并且相对于每个人的不同学习阶段中，随着环境与氛围的改变以及认识的发展和进步还会产生相应的变化，同时再通过听觉审美和与之相连的运动中枢所传达技术能力的反馈，使得在同一阶段的听觉愿望的目标差都有可能随时调整和更新，这也许可以说明和体现艺术创作是没有止境的这一辩证的道理。这种思维的路径实际也能够充分展现，在任何有追求的音乐构想和艺术实践中，永远存在着可调节和可持续发展的变数，没有一种规则是固定不变的，任何约束都仅仅是暂时的，是随着时间与环境条件的调节和改变而变化的，这种变化的不可预测性使得它永远带有一种可变性的神秘感。因为事物发展规律中的可能性空间其中一种特点就是不可预测性，发展的可能性要依据具体的条件和状态而定，当事物的某些条件和状态被改变时，可能又面临着一种新的可能性空间。从声音技巧中的循环调节与控制的过程来看，也充分验证这种系统方法基本原理所具备的思想指导性。

　　音乐表现中的听觉愿望就是人们对音乐所追求和表达其声音构想的一种愿望。这种构想是随着人的音乐欣赏审美品位的变化而调整或不同的，每个人感受音乐的审美角度和审美方式都有或多或少的差异。就演奏者个人来讲，他的听觉愿望也会随着接受音乐教育和修养程度的不断提高而逐渐提升。同时，演奏者在弹奏中还可以通过运动中枢反馈中的手指下键的触觉，和对声音的听觉辨别力以及弹奏技术的控制机能等综合因素，对审美想象产生影响而调整和改进他对音乐的整体声音构想。声音构想与声音技巧具有相互影响、相互限定和相互发展的关系，弹奏中在审美想象的声音构想的引导下手指从触键的瞬间开始，首先第一步是反应到听觉，又传达给运动中枢神经做相应的调整，这种调整指导和改进了追求构想中声音的弹奏控制技术。声音的构想并非是不可改变的概念，声音的构想决定构成声音的技巧的发展，可以说每一位演奏者都应该有自己的音乐构思所引导的声音构想，有多少这样的音乐构思，就一定有多少种属于每一位演奏者自身个性的音乐语言，以及表达出从个人愿望出发的钢琴声音技巧。在教学中这种情况随处可见、比比皆是。

在教学中，需要引导学生一次次地寻找既符合深层音乐内涵又适应于自己弹奏方式的声音技巧，双手明显反差极大的技巧元素，若要精准地控制协调，必须启发学生先建立起明确的声音构想，通过深入解读和领悟后的音乐审美想象，来引领自己的触键感觉与方式，再经过听辨甄别、反馈调试形成个人最舒适最恰当的弹奏控制技术，加强巩固后逐步获得理想的声音技巧。

但昭义教授在他的《论钢琴演奏的声音技巧》中阐述："声音技巧首先应该包括头脑中的声音意识。声音意识是指头脑中对声音的想象，这种想象来自听觉对钢琴音色的直接感受和对音乐的了解与表现。如果离开了头脑中对声音的想象，触键技巧就是无本之木，也就不能创造出音乐表现所需要的声音来。"但老师从教学经验中总结了改进声音技巧触键方式。例如，改变指尖的坚度；改变手指的触面；改变手指第二关节或第三关节的牢度；改变手腕的支撑调节。同时强调触键速度的重要性，认为用力方式是影响触键技巧中最直接操作键盘动作速度的技术手段，并总结了几种改变触键速度的技术手段。

（1）调节运用手的不同部位，从手指、手部到肘部、大臂乃至全身，运用不同的重力条件改变下键速度。

（2）通过训练有素的手指肌肉力的运用，以及与重力运用的恰当配合，自由地控制和改变下键速度，丰富声音的变化。

（3）利用手指离琴键不同高度的触键，提供改变下键速度的条件来改变声音效果。

（4）变化手指离开键盘的速度，对声音的延续及共鸣发生影响，带来声音效果的变化。

（5）改变触键的用力方向，如垂直纵向、水平横向、斜向、往里推、往外拉等，带方向性的用力方式上的细致变化都能够微妙地改变下键速度，是创造丰富的声音变化的重要手段。

可见，但老师对声音技巧中触键方式的多样性研究细致入微，其中对触觉的各种调适不有许多物理学、生理学乃至数学的原理与计算方式。所有触键方式所制造出的声音效果都离不开敏锐的听辨力，仅仅根据力的动作改变而缺少听辨的判断也会使音效的变化大打折扣。听辨力的先决条件就是要具备声音构想，个人的审美底蕴及音乐素养直接影响着声音构想的标准，标准降低了，弹奏控制技术能力随之显得乏力，声音技巧的概念也付诸东流。

依据但老师的触键技巧，还可以尝试一下从声音需求中对弹奏方式的更好利用。例如拉威尔的《帕凡舞曲——为天亡公主而作》中的一段。拉威尔在《帕凡舞曲——为天亡公主而作》中不同的声部层次形象各异，从声音特点上需要挖掘一些钢琴音响中的管弦潜质，从体现不同声音的触键方式入手，来塑造音乐色彩的多样性。根据人们在音乐欣赏中的"异质同构"① 原理，音乐与人的情感、联想可以通过某种渠道进行贯通。比如，在钢琴上连贯流畅、带有语气感的乐句演奏，会使得听众产生其他乐器（连奏的小提琴、悠扬的双簧管）音色的联想；活泼的断奏、跳音又令人想到某些灵动的打击乐器，且十分具有代表性。这些不一样的音响会让人产生不一样的声音构想，如同一幅流动的、多样的乐器演奏画面，其审美想象来支配和调动整体弹奏技巧中触键方式的微调和反复修正，通过听觉与审美的反馈控制，形成最适合个人声音预想中的触键与弹奏方式，得到最满意的声音技

---

① 格式塔心理学派认为在外部事物的存在形式、人的视知觉组织活动和人情感以及视觉艺术形式之间，有一种对应关系，一旦这几种不同领域的"力"的作用模式达到结构上的一致时，就有可能激起审美经验，这就是"异质同构"。

巧。右手的上下声部明显为不同层次的，歌唱悠扬的旋律和细致灵动的跳音，以衬托左手的分解和弦更显流动与轻盈绚烂。这里第一小节右手的弹奏中手小的演奏者可以与左手调换，由右手的 E 改弹左手的 G，那么右手的旋律音 F 就可以从容地使用 4 指来完好完成歌唱连贯地行进，而左手来帮助弹奏 E，这样也需要修改左右手大指原本每个音的弹奏性质，左手的 E 调整为指尖轻点的跳音，右手的 G 调整为指腹轻触断奏，某种程度上加大了技术难度，但是从声音色彩效果上更尽如人意。

从另一个层面讲，技巧的多样性还体现在其他方面：不同时代的不同流派的作曲家；同时代不同作曲家的不同风格；同一位作曲家不同的创作时期和创作体裁等各种音乐的不确定性。每一位作曲家的音乐思想和情感都以各自的音响方式和表现形式来表达音乐所体现的复杂多变性的特点，所以对于演奏者的技巧应对来讲，他们所施展的声音控制技巧所体现的较为显而易见的区别是，更进一步挖掘和体现在所表述的音乐中每部作品、每个乐句甚至每一个音的深刻内涵。可以说，判断演奏者是否具备高难度的演奏技巧，不能仅凭借他是否能顺利完成多么复杂艰深的技术难度，而是要检验演奏者通过技巧所表达出的音乐艺术性特点是否和来自各种可变因素中的艺术要求相吻合，吻合的程度即是所确立和选择的关于声音与相关技巧的可能性空间的目标，再通过负反馈调节来缩小目标差，以求达到更加完美的程度。

2. 松与紧中的机能系统反馈

从人本身的生理学特点，尤其是运动生理学角度来观察，在运动中身体所产生的各种机能都有其反应的极限，由于每个人的个体差异，对于各种极限的承受能力也是各有不同的。在钢琴演奏过程中，每个人的技术控制能力范围和能力的极限也有相当大的差异，有的人技术能力范围可能大一些，有的人的技术极限可能就小一点。事实上，每个人所感觉到的技术能力极限，并没有达到身体所不能极的或濒临极限情况，是因为没有调整和调动好身体在运动过程中内部所积聚的能量，这种能量需要在手指触键的瞬间被释放出来，但前提是必须善于运用身体内瞬间的协调与放松。

所谓彻底放松的观念在实际演奏状况中是不可能的，俄罗斯著名钢琴家奥博林曾说："在钢琴演奏过程中，绝对的自由是没有的，也是不可能有的，因为弹奏中的任何一个动作都会引起不同部位的肌肉紧张。完全的放松只有在不做动作的情况下才有可能出现，即在一个人完全平静的情况下才能出现。"实际通常从理论意义上讲的身体完全放松和平静，应该基本局限在手弹奏后欲离开琴键，或完全离开琴键后的状态范围，如果以这种状态弹奏，也只能理解为把松弛的手臂重量扔到琴键上的情况。显然，关于放松以及放松与紧张的关系，必须运用辩证的观点和方法进行分析。手指学派曾认为，若要从弹奏中获得手指独立的能力，首先就需要努力地把手部从手臂的"有害的"影响中独立出来。但是实际上，缺少手臂的参与，仅凭手指的承受完成和投入到如此丰富的音乐和音响中，所需要的乐音复杂多变，仅限于如此有局限的动作完成是难以想象的。手指独立的含义，首先要体现在手指下键的同时，未参与到其中的其他手指可以继续保持放松的能力。在弹奏中，整个身体的能量完全被调动出来，并参与和投入到力的作用和力的协调的任何部位，其中力量的传达应当保持在外在动作与内在力量传送的贯通，在力的作用瞬间后，身体保持完全的松弛状态，从手指到肩部的内在运作应当贯穿融为一体。

日常的行为动作或运动中，传导给大脑的信息使人们有时会明显感觉到来自肢体中肌肉的紧张收缩或放松状态，各种肌肉群之间进行着不断变化的复杂的相互协同合作，构成行为动作的运行自如流畅，并给予准确的方式，使得控制自我的运动和行为成为可能。肌肉的收缩和放松的过程是有弹性的，完成任何动作都需要肌肉的收缩配合，人体内的肌肉组合特点是成双配合并以相互对应的方式运作的，当运动中一组肌肉收缩时，与之相对应的肌肉组的收缩会造成身体这一部位的反向运动的倾向，在正常情况下这两组肌肉群不会产生同时的收缩，如果出现同时收缩就会引发相关部位的紧张或僵硬。肌肉的功能就是协助身体动作进行不断的收缩和放松，并且能够胜任任何强度的收缩，只是由于收缩的时间长度不同而是否超过了疲劳的极限。肌肉的收缩起着非常重要的作用，无论收缩的强度有多大，所持续的收缩时间是关键，如果在短暂的收缩后能够迅速放松，无论加大多少强度对于肌肉来讲都是轻而易举的事，但是当收缩的时间超过肌肉所能耐受的极限，再弱小的肌肉强度需要也会因造成肌肉僵硬而使它难以承受。所以，日常所强调的放松，实际是如何控制和把握弹奏动作中各肢体内部肌肉收缩的程度和时间的长短，而紧张是永远会瞬间或持续一段时间存在的，这种控制还是来自人本身，体验放松的控制过程仍然需要经过反馈调节的作用。

因此，钢琴弹奏中，避免肌肉疲劳是很重要的，需要在弹奏运行过程中各自调节出适合于每一位弹奏者个体特征的运动规律，它包括肌肉收缩的程度、收缩的时间，并且要运用可利用的肌肉群而排除一切多余的部分，从中调节和控制能够保持它不致疲劳的时间限度。这证明一点，弹奏的运动过程中，肌肉的收缩功能即肌肉紧张不但不能被排斥，而且还需要被很好地调动、很好地调节和很好地运用，这种调动、调节、运用的过程，正是以协调放松状态为目标差的负反馈调节的过程。当调节过程的行为不当而逐渐偏离目标，使目标差越来越扩大，这种扩大很容易使调节过程产生恶性循环，体现出对预想达到目的的控制过程的一种破坏，这就是控制方法的正反馈调节，依据这种原理，可以把放松和紧张二者之间以一种辩证的关系来看待，这种辩证运用到负反馈和正反馈所体现的一对关系特点中来理解，最为恰当不过。

这两种反馈原理是一对矛盾的统一体，符合许多矛盾的两面性特点。负反馈是缩小目标差的调节，正反馈则是扩大目标差的调节；负反馈是接近稳定状态的控制过程，正反馈则是背离稳定状态的控制过程。当正反馈发展到一定的极端倾向时，整体系统的状态远远偏离了状态的稳定平衡性，还会导致系统组织的崩溃。尽管它们之间正负的偏离关系与人们正常所理解的正负相反，正反馈似乎成为恶性循环的化身，但这仅仅是针对目标差的控制过程而言的。正反馈并不是永远都表现出副作用的一面，在事物的系统结构演化过程中，它有时起着相当重要的作用。控制论指出，正反馈和负反馈是可以相互转化的，负反馈调节出现控制偏离时会转化为正反馈，而正反馈的失控过程经过适当的调整也可以改变为负反馈，它们之间关系的转化过程也是需要许多必要条件作为基础才有可能实现的，这需要更加开阔的研究思路和领域，把一种事物的控制、反馈以及信息传递等过程结合为一个整体进行综合的考察，以避免只考虑局部特点而把一系列的复杂的组织系统的各部分孤立起来看待。

从负反馈和正反馈相互之间的哲学辩证关系看，可以逐渐梳理出关于弹奏中放松与紧张的观点和思路。放松和紧张从人本身机体重复的反应来看，代表着肌肉收缩的控制过程中，收缩的时间、程度以及部位等，是否能经过负反馈调节的协调接近或达到我们的放松目的，如果偏离这种调节过程也就成为导致紧张的正反馈调节。放松与紧张并不是两个相对立的因素，它们是一个出发点的两条路径，所达目的地是完全相反的两个方向，因为没有人从开始就愿意自己的弹奏是应该以紧张持续的肌肉运动进行的。在实际弹奏过程中究竟哪些肌肉参与到一个动作，从根本上无从知道也无法进行准确的分析，但当对动作的运行过程的关键之处有适当的调节和适当的控制，遵循负反馈的控制规律进行目的性的能动，紧张是可以被抑制、转化、调节到放松状态的。

对于钢琴技巧而言，肌肉短暂的收缩非常重要，正常的肌肉收缩是不可能造成肌肉痉挛的，因为在收缩的过程中通过运动中枢传达给大脑的反馈，是不断地调节肌肉的收缩程度和收缩间隙。由于钢琴弹奏中动作形式的不断变化，包括不同技巧方式中的力度、速度、音型等变化，运动中所参与的肌肉群也随之不断调整变化，在正常的负反馈调节下，每一组肌肉都能够得到正常的休整时间，每当遇到复杂技巧的大强度的手指运动时，负反馈调节都能够针对肌肉的疲劳程度调整，大脑的指挥中枢通过改变机体的不同位置来组织、分配其他肌肉群参与到动作中，使肌肉群之间能够得到轮流的休息与调动。当一些肌肉群收缩时间过长到疲劳的极限，大脑皮层的准确指导功能也相对削弱或降至最低点，这种准确调节和感受肌肉放松的能力就受到阻碍。例如，当人们在超负荷负重的时候或高强度奔跑训练的时候，大脑很难进行需要缜密思考的逻辑思维判断，这是因为所造成的肌肉过度紧张反过来影响大脑的正常活动。在钢琴弹奏中也自然会因肌肉的紧张而连带出来的各种因素，如身体、手部和声音、节奏等已经失去控制，使得正常的演奏步步陷入困难的局面。根·莫·齐平说："乐器的发音永远是一位钢琴家的肌肉运动机制正常与否的重要标志，因为肌肉紧张、手指僵化与声音听起来生硬、粗糙、刺耳等都是出自同一种现象中的两种不同的表现形式。"所以，寻找和运用负反馈的原理，在各种复杂多变的弹奏过程的相关环节中，进行随机的调节与循环，这种方法不至于使其误入正反馈调节的恶性循环境遇中，显得尤为重要。从人的生理学角度看，绝对的放松其实是一种松懈状态，是对于肌肉的潜在弹性和应激准备存在很不利的因素，如果在需要保持良好的运动准备状态与感觉的情况下，神经中枢中微弱的紧张刺激是很有必要的。但是，当肌肉被过度频繁地滥用时，肌肉组织的新陈代谢会受到一定干扰，同时也会降低它的工作效率和工作强度，甚至可能会造成功能上的退化。鉴于此，在钢琴弹奏中，谈到要如何避免肌肉紧张的问题，最大限度地消除肌肉运动中的一切多余的成分，就成为一个重要的弹奏法则。也就是说，避免在手指运动中一切过度的、多余的、超负荷的肌肉收缩功能参与其中，要学会利用和调节最佳的肌肉收缩的时机和状态，并且要根据每个个体的不同肌肉收缩的极限来调整收缩的时间差。这种时间的概念是因个体的支配与控制能力的差异而有不同的收缩与放松的组合结构。西班牙著名大提琴家保罗·卡萨尔斯曾这样说："在以快速的跑动速度演奏经过句时，也终归是可以在其中找到一些微小的间歇，即使这种间歇也许只有1/10秒的情况下，仍然可以使演奏者的肌肉得到暂时的放松，这一点是非常重要的也是必不可少的条件。如果对这种很难被注意到的瞬间缺乏足够的认识，就有可能无法使肌肉在快速的行进中得到放松的机会，这实际上就等于人在运动中不能进行正常呼吸一样，很快就会感到机体重复的疲劳。"可以看到，这种在演奏中瞬间放松的调节技术是经验丰富的演奏家善于并巧妙使用的方法。

对于钢琴弹奏中，在排除了心理紧张作用的基础上，在协调好身体到手指间力量贯穿的前提下，在其中寻找并不放过任何一个放松的契机，来避免和调适肌肉紧张和强度是非常重要的。无论在弹奏技术难度强度多么大的音乐作品中，都可以通过其中的一些音乐要求，如乐句之间的分句、休止、渐慢、持续音、延续音等，或通过在演奏中的一些技巧和手法，如手腕在手指运行过程中的转移和调节；在音型远距离跳跃时的手臂快速的放松；在富有动力的律动或跑动中寻找触键的节奏弹性；在和弦弹奏中臂腕力量的瞬间调整等。这些瞬间都是能够给予演奏者片刻的时机，用以使收缩的肌肉得到短暂的间歇，而不会影响到后续的技术进行中或许更大强度的需求。

　　坚持在弹奏中有意识地调动可放松调节的一切动作元素，及与音乐表现的需求相结合的基础之上，通过身体各部位的组合、协调和参与，使演奏状态中寻找到不计其数的内在和外在的机体重复协调放松成为应有的可能。这种协调的过程有时要经过共轭控制系统的不断实践与调整，有时也可能是一种随机控制方式的自然天成，也给予人们以无限的开发和创造音乐与技术结合的可能性空间。这也需要在协调的过程中依靠负反馈的目的性调节提高和扩充我们的控制能力和控制方法，在大脑的运动中枢神经的作用和声音听觉判断的监督引导下，培养独立的调控技术能力，是成为优秀演奏者的前提和条件。

　　通过以上所述，在钢琴教学中，控制与负反馈的方法原理在实际情况中大量地存在于钢琴弹奏技巧的机理规律中。

二、钢琴教学中的信息控制和控制系统

　　从方法论的视角来探究信息、控制和系统三者之间的关系。信息通过控制转化为相应的调节力作用于系统，使系统的运动状态和运动方式得到适当的改变或维持，以求达到主体所期望的目的。换句话说，借助于控制的信息，才能够优化、改造或组织系统，因为系统也需要通过信息来认识。

（一）钢琴演奏中意识和思维的概念

　　在长达100多年的钢琴艺术的教学历程中，已经充分了解到那些钢琴教育家很长时间都流连于对手指、手臂、肌肉、骨骼等动作状态的研究，从中寻找突破钢琴技术的法宝。虽然早在80多年前就已经有

人提出在演奏活动中，所有涉及机体的复杂运动均受控于中枢神经系统，但时至今日，仍使人感觉到这种事实的概念并没有引起大家足够的重视。

在教学中，常常会遇见一些具有良好基础的手指机能和技术的学生的表演，但从他们所演绎的音乐中看，无论整体还是细节，其中所表现出的音乐思想和音乐想象力却处在一个相当低的水平。相反，也会有一些学生手指灵活程度等技术能力并不是那么突出，但对音乐中的内置情感与情绪变化，以及音乐中复杂的脉络和逻辑性的布局都能够打理得步步到位。客观来讲，教师在其中是应当起到主宰作用的。教师应当重视在教学中挖掘隐藏在音乐表面之内的各种变化的音乐元素与内涵，更注重在教学中启发学生必须在音乐内容需要的基础上提高和完备技术能力，而如果完全抛开音乐内容（当然不排除特殊情况），孤立地解决技术问题，之后再考虑音乐，这种顺序颠倒的教学方式短期看无妨，但长久以往便容易产生问题。对照依据音乐的特质来进行技术探讨与尝试，是更加有成效的方法，因为音乐所包含的内容有太大的可能性空间，所预先设定的技术模式有可能在不自觉的过程中脱离开它，甚至终究无法胜任于它，在不能胜任的基础上还可能导致最终限制它的发展空间，最后有可能葬送音乐本身所应有的本质特点。

有的学生弹奏著名的黑键练习曲时，由于它的调性决定手指都是在黑键上跑动运行，学生认识到这种技术的难度，从开始便认真地以坚实的声音进行加强手指独立性的基本训练。这种训练是很有必要的，当学生从慢速到快速的渐变中发挥手指机能的作用开始逐步提速，跑动均匀，声音清楚、干净、有颗粒，手指的工作做得极尽完美。但由于他从开始就忽略音乐中特有音乐层次特点，无论他如何提高和加强手指的速度，音乐中总归会体现出一种机械式的穷追猛打。实际上最重要的一点是，学生在前期既没有搜集和研究音乐特性的信息，也没有从听觉意识上建立起正确的认知与判断，这种综合的音乐意识匮乏导致学生从懵懂的辨别中出现误差。

诚然，发展手指技能确实是钢琴演奏培养和训练中的重要组成部分，但从当今人们的审美角度来看，明确的音乐意图和音乐意识在音乐表演中的环环相扣，在听众心目中的愿望和需求愈发地强烈。单纯凭经验从表演中来寻找这种吸引力，显然会由于浮于表面而缺少内涵，演奏者若欲尽快地提高和精通弹奏技能，创造出能够撼动人心的音乐感染力和由此所具备的艰深技巧，丰富自己的音乐想象力一定是必要前提。这种想象力需要依靠挖掘精湛的音乐与音响的独特性和多样性特点，使之形成一种更具个性化的思维方式，并以这种思维概念为指导，从中有意识地摸索和研究获取所需求的音乐目的，以及其中的各种动态元素，这种过程应该说是一种能够迅速提高音乐与技巧的方法与捷径。同时，在钢琴弹奏完成技术程序的过程中，所体现出的以弹奏动作的外在形式与内在的机体重复感觉和声音控制等之间的相互联系，也是需要经过大脑支配中多重的反馈调节来进行调理、均衡和整合的。思维和意识在这种听觉与机体重复配合的协调运作中起着决定性的作用，因为演奏者的动作技能的形成和调整，都是来自头脑在音乐要求的基础上所形成的判断和鉴别。判断能力和鉴别能力的程度又取决于每个弹奏者头脑中的信息积累，系统方法关于信息与信息传递的运用中指出，只有获得足够的目标的信息量，才能够达到控制这个目标的目的。

所以，意识在钢琴弹奏中起到关键的作用，它可以为演奏者带来敏锐的听觉、成熟的技巧和丰富的经验。有意识的思考、有意识的训练和有意识的聆听等已经成为能够尽展舞台技艺的重要环节。

钢琴教学中，学生弹奏练习时经常能够发现思维意识在其中的作用，特别是在遇到一些较难掌握的经过句，如果教师仅仅引导学生从练习次数的重复增加来提高技术的准确度，实际可能只提供学生成功概率的一半，至于结果会如何，其仍然是相对带有一定风险的练习方式。手指的清晰、准确实际完全体现于思维和意识的支配能力，在教学中针对这种现象也经常会得到深刻的领会，触及至深。思维和意识在钢琴演奏中所体现的意义远不能仅用想法来理解和替代，它可能以多种的形态存在我们的演奏过程中，它可能是有意识，也可能是潜意识、下意识或直觉意识等。在实际演奏过程中，各种意识的状态都很难或不可能单独存在于这个过程中，它与演奏者在训练中的方式、演奏的心理状态、音乐的表现形式及现场的环境条件等有着直接的关系，它们之间并没有分明的界限，也更不需要进行设定，使各自具备的条件之间加以区分。它们之间实际具有良好的相互交叉与互相的融合及接纳，这种交叉与融合在实际中常常进行得非常频繁，进行的稳定性程度也很难被察觉，其实这种察觉并无任何意义，最需要做的就是怎样寻求和选择正确的、理性的和有控制的意识方式，使意识在演奏中发挥真正的作用。

从另一个方面看，人的意识与行为之间还存在某些范畴中的互动。日常有很多动作行为看起来很简单，如吃、爬、抓、跑等，但是从脑部和神经配合的角度来看则是非常复杂的动作过程。当腿部、手指、手臂等进行行为动作时，大脑通过各个器官感官作用下接受丰富和准确的信息，这些信息包括各种触觉以及肌肉的收缩与放松的感觉，同时还包括听觉、视觉印象以及行为方位感、速度感和身体运动各部位之间的协调关系等。所有这些信息传递给中枢神经系统，再通过运动神经给予众多的肌肉以合适的时间、合适的程度而进行准确完美的配合。行为中常常会发生这样的情况，有很多动作行为原本预想有意识而为之，但却不知如何会成为下意识来完成，因为这些看似简单的动作在复杂的综合配合的动作流程中，已经不需要大脑及神经传输的过多关注就可以做得连贯流畅、轻松自如。这些简单动作进行的同时，大脑还可以关注许多需要脑神经高度组建和控制的行为，如思考、交谈等。可见有意识和下意识在很多情况下都是在配合和动态的过程中进行的，在钢琴教学中常常要强调加强有意识的弹奏，避免下意识的过程，实际上完全的有意识和完全的下意识都是不可能的，在一切通过大脑所控制下的行为动作都在以事实上的有意识和下意识的平衡优良地配合来完成。可见，在钢琴弹奏过程中意识所扮演的角色相当特殊。

在弹奏中，头脑中的意识掌控身体运动器官运作中的一些主动行为，如动作的目的、强度、能量、设计等。但运动过程中的其他行为部分并不是直接依靠大脑，而是依靠所谓椎体外系统，如动作开始前的准备；肌肉运动中的收缩程度；动作运动中的连续性和敏捷性等。动作之间的时间和空间规律等则是依靠大脑及中枢神经来协调控制，例如，可以在一边弹奏时一边思想开小差，或边弹奏边和旁人可以进行简单的语言交流；在弹奏中遇到心理或精神紧张时全身肌肉也会不受控制；演奏中对音乐整体的发展变化以及音响的构想必须有人为意识的控制，否则会越来越陷入失控状态，等等。

显然，在实际情况中意识和下意识是很难分清界限的，钢琴弹奏中来自体内自发的机能运动成分是非常多的。但是这种自发的下意识运作对于多变的动态的行为过程调节能力是很有限的，这也是注重培养有意识能力的重要因素。意识的培养过程是复杂的并需要经过颇为曲折的历程，在过程中给予大脑的信息量非常重要，需要经过大量的信息搜集和积累，需要对于获取的各种信息进行筛查、过滤，从中取其精华、去其糟粕，在此基础上，经过信息的加工而形成演奏者较为独立的思维判断。同时，还必须具有完备的信息来源作为思维和感觉的可靠依据，这样才可以针对这些提供与形成意识的信息元素，进行从获得、传输到过滤、加工和组合的培养过程，也是一种完善的信息传输过程。这也正是系统方法的信息理论中信息的传递与反馈控制的完整过程，以这种指导思想作为本书研究钢琴弹奏中的意识与思维过程的理论依据，能够更加深刻地认识到其中的重要意义。

（二）滤波理论在钢琴教学中的应用

抵抗信息传递过程中干扰的方法，已经被人们广泛地应用于实践中，并成为系统科学方法中一个重要的组成部分。由于信息传递的特点，在通信技术中形成系统的滤波理论和相对应的滤波方法，这些滤波方法不仅运用在通信系统中，在其他行业和领域也被科学家和工程师广泛采纳。

1. 多通道传递滤波法

滤波理论中的滤波方法多种多样，最常用的一种方法就是让一个信息沿着同一个通道重复传递，并将每次所得到的结果互相核对，从中发现错误。这种方法对于排除一些随机发生的和偶然出现的干扰比较有效。但是它的缺陷是较难排除那些较为系统的、有规则的干扰，所以也可以使用另一种滤波方法，就是从完全不同的信息通道来传递同一个信息，之后再把得出的结果综合到一起进行对比分析。这种方法会收到更好的效果，因为有规则的干扰，很难会同时影响几个完全不同的传递通道。

在钢琴教学中，这两种方法可能是最经常被使用的，首先运用这种方法的优势是，可以改进和加强学生在钢琴练习中的方法与习惯。

比如，学生每天的大量练习无论是加强弹奏的熟练过程还是改进提高技术技巧，都需要进行大量的重复性训练。关于重复和长时间的勤奋训练，长久以来一直是许多钢琴教师和学生追求完美演技和艺术的法宝，他们认为重复法是提高和加强全面能力培养的最理想手段。但在教学实践中却发现强调简单的重复有许多误区和局限，不但会使学生逐渐产生厌倦，有时还会磨灭学生的天分中所具备的音乐活力，甚至还有可能使原有的演奏缺点更加放大或愈加顽固。在实际练习中，对于某个关键乐句的反复多次重复是非常有必要甚至是必需的方法，否则会难以巩固所发现和所探寻的技术和音乐元素，关键在于要善于使用来自不同的信息通道来传递这同一种信息。首先可以在原有基础上阶段性地调整不同的、适宜的弹奏方式方法或速度力度及音乐的特殊要求等，在每一个阶段中都要针对每一个较为相同的练习过程进行比对和评判。这种在练习中的比较和判断在学生的学习习惯中常常是被忽略和遗忘的，这种比较和判断的方法从实践的结果看，对于提高学生的学习效率和掌握有意识的学习方式所带来的益处是显而易见的。

在实际教学中，一些有头脑、爱钻研、有毅力并具有良好音乐天赋的学生往往能够很自然并顺理成章地解决这种问题，关键是他们在理智的练习中善于用脑进行分析和总结，善于抓住一些具有创造性的、有效的学习方法。他们在重复的练习中不会使用完全拷贝式的模仿和重复，而是从不同的方面和不同的角度进行音乐比对和推敲，在不断的探索中进行良性的完善。他们可以在比较和判断中不断剔除一些不需要的东西，调适和发现新的感受，在思维和意识中逐渐建立类似于如技术形式、织体结构、华彩音型等方方面面的音乐原则，把经过深思熟虑的内心音乐想象变成激发瞬间爆发的音乐灵感的一种动力，这样也才能够真正体现出钢琴练习中重复的意义。一位伟大的古希腊思想家普罗塔格拉曾说过：世界上既没有不需要练习的艺术，也没有缺乏艺术性的练习。

不同通道，需要着重强调的是，应针对每个通道尽量加大它们组成中各个环节的区别，否则有些相同的环节仍然会受到一些特殊干扰的影响。也可以把这种方法应用到钢琴教学中。例如，在引导学生分析体会一个乐句中的语句感和声音层次的过程中，这种比对和判断的方法就十分奏效，如拉赫玛尼诺夫音画练习曲 Op. 33，No. 4 中的一个片段。很显然，在这一乐句中包含声部的多层次、技术类型多种类的音乐元素，这种较为复杂的声部配合必须经过反复的重复练习才能使演奏者真正从思维的角度掌握这种音乐的层次变幻。最简单的方法是依次分出各自的单独声部进行练习，从中体会存在于每个声部层次的旋律或律动中不同的连断、时值等句法特点所体现出的不同音乐的性质，从音乐性质的差异中寻找声部突出的主次，同时还要根据主次声部的音乐特性来判定和调整每个声部音乐发展的不同方向等，听觉和想象的空间在判断中起着主导作用。在实际练习过程中，很多学生习惯于听觉在几种声部混合中夹杂着集合在一起共同发声的合音音响效果，并在反复的练习中逐渐习惯于这种更为纵向的集合音响，最终逐渐导致成为一种使听力变得愈加麻木的手指操练。作为教师的职责就必须引导学生采取以上的分层次、分角度有意识判断的练习方法，按照每个声部应有的指法和应有的节奏独立分离开来，进行分别的分析和判断，每一个声部都可以和其他任何一个声部进行组合，这样可以得到意料之外的音乐灵感和体验，最终组成的音乐整体不但降低技术难度，所表现的音乐意图也会令人刮目相看。

2. 阻抗滤波法

这种方法的特点主要是要找到干扰的因素，并与信息传递中的信号特点进行对比，从中发现它们的本质差异，利用一些可运用的手段来阻止这些影响信息传递的干扰因素，从而保证所需要的信息通道顺利通畅，用系统方法的术语讲就是要使信息携带上"情调"。从人的大脑神经组合的功能来看，感官对于机体环境中各种相应的刺激有着高度的敏感性，因为这些针对外界影响的机体反应是通过神经中枢系统来完成的。中枢神经系统对运动行为的指令通过运动神经纤维传递给相应的器官，并以这种方式接受外部的刺激来控制所有的运动。在这些运动行为中，一些简单的机体行为就是作用于感官后所产生的非自主运动反应，这种反应是通过脊髓的运动中枢实现的，大脑并没有真正地参与。但是在更为复杂的复合运动中，常常会有这种非自主运动的伴随或参与，甚至还有可能产生相互的转化，也就使得在这种复杂的运动中下意识和有意识两种因素同时以不同的形式和不断变化的比例交织在一起，这种比例也会随着行为动态的变化而有所不同。

针对意识在钢琴弹奏中的这种特点，感官所接受外界的信息有可能不受限制地被传递到中枢神经，遇到的干扰有可能是有意识的主观干扰，也有可能是客观的下意识状态，在多种意识状态信息混合的情况下，以致大脑有可能因为无法同时处理过于交错和复杂的信息量而陷入一种混乱状态中。采用阻抗滤波方法必须先分析意识过程中的主观和客观的干扰之间的本质性差别，然后从中把所需要的信息和对于这种信息所强调的重要性一同传递出去。

在钢琴教学中，实际经常运用的一些教学手段从某种角度看与这种方法特点是吻合的。当从主观的音乐内容性质启发到学生时，有时容易造成学生的一种应激反应，在神经中枢作用下的肌肉收缩紧张状态，音响自然会呈现出一种躁动和不安，随之还容易影响到之后控制反应，节奏、情绪的不稳定，浑浊的音乐层次状态等。这主要是由于演奏中的激动连带出头脑的不冷静，及所表现音乐的心理张力失衡所造成的双重产物。

从音乐中可以看到音流在疾速跑动中带有如此多的律动重音，首先就很容易从感官上直接刺激人们的神经中枢，从而影响到判断力的正确选择与整合，听觉愿望往往也就接受这种失去鉴别与判断的选择，兴奋的神经得到过度的渲染并驰骋于难以控制的状态中。这种神经兴奋逐渐演变并渐进到肌肉紧张甚至身心紧张的状态，就必须通过有知觉的控制来减轻这种紧张度。在给予充分协调的同时排除因为音乐的情绪所带来和造成的一系列干扰，帮助学生寻找在激烈情绪与音响之外的身体及心理的调节和平衡。好的演奏在这首练习曲中所体现的音乐应该是突出表现其内在情绪和内心波动的变化，除了极少数的情绪高潮，均应当以一种低沉而疾速的涌流来反映内心的激情与波澜，这样相比粗暴震耳的声响与精神世界更为接近，在钢琴教学中类似这种实例和实践不胜枚举。同时在钢琴弹奏过程中，每个动作从机体的本身出发也具有自动适应和自动校正的功能，这种调适的能力是来自于弹奏中自发的目的性适应过程，也来自机体为适应自然在不断调节自身发展中所获得的经验。因为每个弹奏动作都是以中枢神经系统支配作用为出发点，针对练习的整体过程实际是一种以积累从机体重复到内心的经验，并为达到某种目的进行动态式调节的精神过程。在这种过程中，整个机体的调整和适应是无限次的，每次适应过程都能够校正以往的不当因素并阻止新的不适的产生，这种自然的调整和适应也是由于机体所具备的适应自然界的自动调节能力而与生俱来的，它其实也更为突出地表现在并涵盖于人的生命和生存的过程中。由于这种内在机理的目的性的调节过程非常细微、精确和隐蔽，人们从表面通过现象来观察有时很难做出正确的结论，或仅从表象中做出较为肤浅的和粗劣的判断，所以在钢琴教学中掌握和运用观察和剖析事物的方法也是决定是否能够针对问题深入挖掘和探讨的关键。

3. 反馈滤波法

控制方法的反馈原理也常常被应用于滤波方法中，称为反馈滤波法。其方法是利用传递的信息经过信息通道中的反馈作用，来抑制不需要或没有用途的信息的干扰。因为人的感官即使在较适宜的刺激范围内，也会有许多信息并不一定是所需要的，当这些信息被全部送入大脑时，大脑意识能够通过反馈机制迅速进行鉴别和判断，同时能够很快把注意力集中到有用的信息部分，使信息通道马上进行调节和传递那些大脑感兴趣的信号，并自发地迅速运用那些有用的信息来抑制或排斥无用的信息，所谓"听而不闻""视而不见"就是这个道理。

这种方法如果运用于钢琴教学中，无论从技巧上还是演奏心理和演奏状态上都是很好的辅助，可以培养学生的综合素质。例如，通常强调和提倡手腕的放松，在实际弹奏运作过程中解决这个问题有时是很棘手的但又是相当重要的。手腕是手指和手臂之间连接的一个重要枢纽，在复杂的弹奏和用力的过程中，尤其是在手指触键瞬间及移动过程，要使手腕完全放松实际的可能性不大，针对牢固的手指把位手腕只是相对性的松弛。手腕在调节内在的放松同时常常需要一些辅助的动作来提供帮助，如手腕重心的平行移动，手腕的循环调节，手腕的轴式转动的调节原理以及手指断奏中手腕、手臂相对稳定的调节功能等。这些辅助动作都以动态的方式游动于复杂多变的弹奏技巧中，有时是某一种，有时是两种以上或多种方式的综合体现，它实际也作为一种有用的反馈信息，可能同时与其他信息一起被传送入大脑。大脑意识必须迅速对这些信息做出鉴别性的反馈，使注意力集中到各种调节手腕放松状态的方式中，从而抑制那些干扰手腕调节放松的因素，这种反馈性的排除干扰的方法应当随时伴随于演奏状态中。尽管在意识中的各种控制机理和肌肉的收缩与放松等记忆，都具有机体运动的记忆特点，但无法或从来都不可能确保在演奏的错综复杂状态下，所产生的各种可变性因素都能够处于不变的状态。在实际的钢琴演奏中，由时间的动感组合成的音乐与演奏者运动的、活的机体重复是在时时动态的状态中配合运行的，所有动态的过程都需要反馈的调节，所以在任何弹奏状态下这种反馈滤波法都可以从中起到相应的作用。

这种滤波方法还有助于演奏者的心理生理机制的培养和良好的意志品质的形成。演奏心理是一个复杂的专门的研究课题，但我们在不涉及深奥的心理学知识前提下就可以清楚一点，要保持心理的放松，必须首先尽力避免任何增加生理机能负担的超负荷运转，任何超负荷的状态都可能引起思想的波动和心情的激动，从而产生急躁、兴奋、劳累等。有研究表明，在艺术家进行艺术创作过程中，其心理状态既不是冷静的，也不是毫无欲望的，既不能够在极度兴奋的状态下，也不能够处于在长期冷静的状态中进行。所以，避免演奏过程中各种心理负荷因素的干扰以及生理机能中技术操控中的负担是非常重要的环节，我们可以采取利用有利的因素来排解和抑制造成干扰和负担的不利因素的滤波方法，因为这是最明智的选择。意志力对于演奏者是一个良好的品质，它并不单纯意味着能够坚持多么持久的训练，而应当表现在是否能够保持注意力集中的能力，是否能够脱离干扰全身心投入到演奏状态的能力，是否能够调动自身可利用资源的能力，是否能够抛弃对自己的怀疑、动摇、不自信的能力……如此诸多能力的培养中，运用反馈滤波法都可以起重要作用。

总之，这几种滤波方法只是一些基本的方法，系统方法中的滤波法还有多种形式如同步滤波法、反传滤波法、选择滤波法等，都是用来抵抗常常与信息传递过程同时发生的各种程度和角度的干扰和负面影响，这些滤波方法在其中起相当重要的作用。但是，在人们的实践中排除干扰的观念只是一些针对认识论中有效的辅助作用的原则，由于认识过程的复杂性和多变性特点，认识和判断事物不能完全或单独依靠滤波理论排除干扰方法，还应当以更加多维的视野和方式开发解决复杂问题的新规律。

（三）钢琴弹奏中的思维意识与信息传递

在钢琴教学中，弹奏的技能训练和演奏中的音乐创作都需要大脑的有意识参与，这是经过无数的钢琴家、演奏理论家、教育家、心理学家等进行研究分析后得出的事实结论。在弹奏技术的训练方式的形成与调整过程中，演奏者内心的音乐想象伴随听觉意识的调控实际上就形成我们头脑中关于事物变化的可能性空间。由于音乐是时间的艺术，随着音乐进行的时间、节奏、律动的变化，形成一种动态的、贯穿于可能性空间的变化过程中。在变化中的信息反馈依赖于头脑意识中储备的大量信息源，经过信息的传递，使控制中的反馈经历从量变到质变的转变，从而逐步接近可能性空间的控制目标，它也是促使可能性空间产生变化的一种头脑意识的传递过程。所以在实施控制的过程中是必须依赖于信息传递来提供反馈的依据，如果没有获得足够的信息，常常是很难实行有效控制的。

所以，意识要通过获得足够的信息量才能够拥有完备的信息储备，在钢琴弹奏的意识模式中无论从艺术还是到技术都需要有充足的信息量。它如同一个大仓库，储备各种音乐诠释的构思、艺术理念的再现以及音乐形象、音乐风格、演奏手法、演奏技能等，信息储备越丰富，意识的起点就越高，演奏者意识的创造性及构思范围就越广泛，技术技巧的驾驭能力也就越强，以达到真正实行应有的和有效的控制作用。这种意识信息的储备库的视野是无限开阔，范围是无限广泛的。当针对一种音乐内容进行解析时，需要从信息的储备库中大范围地搜索，有的信息可能直接自动传递给意识，有的信息也可能需要思维和意识进行足够的信息反馈和重组的处理，在这种信息反馈和重组阶段过程有可能认识的思路还不是那么清晰，但当从一定范围的信息中进行重组并从中理清思路后，就可以从中寻找一些信息概念的规律，使信息范围逐步缩小，信息的质量进一步优化，使整体控制的意识和控制的思路明朗化，并逐步使信息概念的判断趋向更加严密和更加精确。针对大量的信息源，必须通过传输的渠道汇集给予意识再现的音乐构思，这一个重要环节也可以说是对音乐内容及音乐形象再创作的过程，也是促进钢琴演奏中音乐艺术形象走向更成熟、达到更完美的过程，对于这种再创作环节的特别关注，在钢琴演奏中应当作为一条重要的座右铭。

通过多年的学习和积累储备的大量信息源，通过信息的传递来从中搜索信息的线索与脉络，并不是大海捞针式的无目的性的。信息传递的过程就可以看作信息的可能性空间缩小的过程，当某一个确定事件发生时，实际它的可能性空间已经缩小范围，经过传递的过程，信息接收者所控制的可能性空间也随之缩小。但是如果缺少信息源和信息的传递过程，可能性空间就没有任何变化的可能性。从一个大家熟悉的例子中能够很好地理解。例如，有许多因为不幸而造成眼睛失明或声带不能发声的人，耳朵的听力却相当发达。但是许多患有先天性耳聋或在两三岁即失去听觉的病人一定会成为不会说话的聋哑人，尽管他们的声带完好无损，但由于他们没有本能的听觉，从小就无法接收到语言发声的信息，也就无法控制自己的声带能够发出准确的声音语调。这些失去听觉的聋哑人从正常人那里获得和采集到的语言信息，只能通过依靠察言观色和口形方式的信息来进行猜测，这样所得到的信息量远远不能达到支配发音器官的大脑所需要的储备，但当他们被接受一些听力的治疗并得到逐步恢复后，语言能力的大门就随即被开启。这个例子给予人们一个启示，在弹奏训练中甚至在临场演奏中，实际也会不自主地扮演和充当类似的角色，是否也成为一位失去听觉能力的聋哑人，恐怕从事实中检验可能大有人在。

在一个系统中信息的传递和控制有着非常直接的关系，传递信息离不开控制，同样控制也不能脱离信息，信息是控制的基础、前提、依据和归宿，只有用信息的观点、理论和方法才能透彻地阐明控制问题的实质。人们已知控制是一种使可能性空间缩小的过程，那么信息传递就是这种缩小过程的关键。在自然界中，大量的信息过程都有可能是不依赖人的主观意识存在的，信息的传递主要就是研究作为主体的人的意识和作为一部分客体的信息源之间的关系。所以我们永远不能脱离主体来讨论信息，因为人在认识事物的过程中，信息就是一个连接人和事物之间最好的桥梁。

由于钢琴音乐历史的时代跨越，作品的数量及千变万化的音乐特性无法估量，如此巨大的信息量针对钢琴演奏者的研习过程需要始终保持持之以恒的探索，但对于庞大的曲目量能做到事无巨细和面面俱到是完全难以想象的。这就需要在广阔的音乐信息空间中，通过运用信息传递的方法，施以采取逐步信息范围的缩小和信息类别的规划的方式，来确定广博音乐空间中的曲体、流派、特性、风格等各个方面研究的重心和探索的主线，才有可能涉猎到更为广泛的音乐研究和拓展更为广阔的音乐视野，充分显现信息源客体与研究者主体之间的互动关系。在具体到研究每部作品时，对于音乐本体的探索也仍具有多种角度或无限开发的可能性空间，因为音乐本身的可挖掘性和可探索性的体验与感受是无限的，很好地运用信息传递这个桥梁具有同等的重要意义。在思考和确定分析某一部作品时，演奏者需要充分利用这部作品可涉及范围的信息中的可能性空间，从中汲取所需，在可利用的信息范围内进行分析、归纳、整合，思考的同时，对音乐作品的特点展开可开发与想象的空间，特别重要的一点是要探讨和挖掘这部作品中的音乐区别于其他作品的特殊性，在可靠的信息传递中塑造和建立在头脑意识中所形成的音乐形象，这种形象需要通过信息反馈调节的不断尝试进行完善，以逐步达到自己所期待的音乐特质中的艺术性目的，这种方法也应当是研究和演绎一部音乐作品的最理想状态和过程。

在信息传递过程中，由于控制与信息之间的依赖关系，当出现存在可辨状态的控制能力减弱的情况或者根本失去控制能力的时候，信息的传递就会受到一定的干扰。控制方法根据信息传递的特点和过程，把这种干扰分成三个基本的环节：一是在人们控制的可辨状态中产生干扰；二是发生在信息自然传递中，或受到某些外来因素的影响，称为自然干扰或噪声；三是发生在人们接收信息的过程中，受到不正确信息的引导，也称作主观干扰。这些干扰不仅能够使人的认识不能正确地反映客观世界，还会使人的意识误入歧途，因为人的意识的能动性不仅在于改造已有的客观事物，还在认识事物的整个过程中贯穿于始终。所以，寻找抵抗干扰的方法在传递信息的过程中尤为重要。

（四）思维中的形象空间和概念空间

人是通过感官刺激来获得客观事物的信息，思维则是大脑通过一个复杂的加工过程把获得的信息进行重新组织。这种加工方式常常可以用可能性空间来表示，并且要依据思维中逻辑推理判断形式的三段论，即把大前提和小前提的信息加工后形成结论的信息，同时也可以根据逻辑推理中已知的判断求出或得出新的判断，如已知判断 1、判断 2、判断 3 是正确的，就可以推断出与之相交织的部分也是正确的。这两种信息加工的方式都给我们提供了合理性缩小可能性空间的方法。除此，还有一种思维称为自由联想思维，这种思维常常构成一个封闭的思维循环，使人总围绕几个念头转圈，思路陷入封闭状态，无法解脱。

依据系统方法的阐释，人的思维空间可以分为两个部分，一个为概念空间，一个为形象空间。人的思维状态中进行推理的过程，即使是最简单的推理都会涉及这两个空间的协调。形象思维就是形象空间中信息的运动，概念空间则代表着抽象思维的同时思维的信息运行空间范围。共轭①过程的控制系统在这种协调中起着相当重要的作用，

————————

① 两头牛背上的架子称为轭，轭使两头牛同步行走。共轭即为按一定的规律相配的一对，通俗来说就是孪生。

这种既有概念又有形象的思维也是人们最常用的思维方式。

将这种逻辑推理判断方法运用于钢琴教学中，也会提供很多有益的思考问题的方式，尤其对于钢琴演奏中作品的音乐分析和艺术再创作的发掘，提供了有科学依据的方法论。音乐所特有的艺术性特点就是永远不会只有一种解释或一种理解的方法，而常常是拥有多重的含义。音乐有时还可能从这些理解的层面上随着时间和空间的改变而体现出新的变化和发展，变化的过程中生发出不同的意义或鉴别出不同的结论，有时也可能向更深层次发展而超越和升华了原有想象的初衷。这种深层的音乐发掘尤其重要，它给人以耐人寻味的解释，意味着同一部作品可以（从某种程度上讲是必需的）拥有更多元化的、更富于变化的不同的诠释方法。对于优秀的演奏家来讲这种表现更为突出，有时演奏家对某部作品的演绎可能会随着时间以及岁月的变化，甚至由于场地、听众的不同而调整和改变他作品的演绎风格，这是我们经过大量的比对演奏家不同时期、不同场次的公开演奏后得出的显而易见的结论。同时，听众在聆听不同的音乐时，也能从音响曲折变化效果中产生不同的感受和反应。

由于演奏者演绎作品的过程其实是一种主动对音乐二度创作的过程，若希望将自己适当的表达融于音乐中，就必须努力发掘和组建那些从作曲家曲谱表面看不见的内容，这些发掘过程有时也会因无法找到答案而产生困扰。因为大多数情况下作曲家已不可能回答其作品创作的缘由，即使有的音乐家标出或声明自己的创作灵感，也常常使演奏家只知其一而不知其二。实际上，作曲家的创作过程绝大多数是出于直觉的驱使，没有一位作曲家能够完全了解和认识自己创造力的由来。鉴于此，就需要演奏者自己从作品中寻找线索，找到得以推理和判断的信息依据。首先，要理解和判断作品谱曲的要求，如体裁、调式、曲式、和声、织体、旋律、声部、音乐性质等，从这些标识中了解作品内在的音乐元素；其次，要了解和感受不同作曲家用以表达不同情感的表现方式以及声音、触键等风格特点；最后，就是对每部作品的音乐构架以及诠释中的情绪转换细节处理等方面的发掘，当然最重要的还是演奏者自发的灵感和创造的天分。这几个方面分别有各自的信息存储，每一个方面都需要大脑中的思维进行有序的信息加工，由于每个人的思维方式和思维角度有着巨大的差异，加工后所形成的新的信息各不相同，这也就是演绎音乐的个性所在。每个人所综合的新信息就成为了逻辑思维推理中的判断依据之一，这种可能性空间缩小的推理形式的判断方式也随之形成。

读懂谱面的要求和含义是基础，需要把乐谱中的综合信息进行研究整合加工的基础工作作为一个重要前提，使得成为继而接下来进行判断的理论依据。作曲家和作品的风格特点及音乐的情感表达、声音和触键特点等又使得判断更进一步，对音乐中结构组合中的细节处理和诠释则完全应当依据前提判断而进一步设计。这几种判断过程都是缺一不可的，否则，最终的钢琴表演就会成为没有任何依据和出处的天马行空。钢琴教学中常常会遇到一些颇有音乐天分的学生，有较好的技术能力，有良好的音乐理论基础，但在用心投入的演奏中，终归会出现一些最基础的常识性的低级错误。当然，出现这种错误，教师的指导是有很大责任的，但是从学生本身的学习自律性角度来讲，完全没有或在很大程度上缺失以上所谈到的思维信息判断过程，有可能仅依靠单纯的、武断的、凭空的直觉进行自我方式的音乐演绎，这种方法是非常不可取的，也是非常有害的。

在组建音乐构架和设计音乐细节的过程中，充分发挥思维想象中的形象空间和概念空间的思维优势，来运用思维空间中动态信息之间的协调范围进行分析推理，是一种非常有哲学指导性的理论解析方法。在实际演绎钢琴作品的演奏状态中，演奏者是有极大的机会和空间来表现自我的，有创造力的音乐阐释是优秀演奏家所追求的品质。演奏中的创造力主要体现在掌握巧妙的、恰当的、适时的时机，来表现作品中精准的情感感受，并同时抒发出作品内涵中的真正性情及本质。这就需要在对作品分析中尝试和寻找出最令人难忘的时机和闪烁的火花，对于不寻常的音乐情绪和表现方式不放弃追求，就可以培养人们分辨和评判出平庸与高尚的不同。如何去发掘和理解作品中音乐的重要关节与闪光点，运用相互协调配合的形象空间和概念空间的思维想象非常之重要。

研究一部作品需要从不同的程度和不同的角度来逐步分析理解，其规律和过程常常是从最普通的规格逐渐深入到最独特的方面。但由于音乐进行中的动态特性，又使得人们在真正实施研究的过程中不能够完全循规蹈矩。在乐谱中的任何记号都记载作曲家内心情感的高低起伏和迸发灵感的内在历程，但还有许多看不见的东西是需要演奏者通过加强信息贮备的积淀和经验才具备挖掘和理解的基础。由于风格、时代和作曲家创作时期的不同，有时一个简单的符号在不同的风格流派的音乐中具有不同的演绎含义和发挥潜质。有时一个小小的乐谱记号，对于明察秋毫的演奏者来讲都是一个发挥才智的契机，并可以利用这些不同于他人的闪光点来建立自己独特的音乐诠释。比如，一个顿音记号"▼"如果出现在海顿的奏鸣曲中，可能仅仅是表现海顿的音乐作品中所特有的乐观、直率或者幽默，以及充满活力的性格，但若标注在普罗科菲耶夫的奏鸣曲中，则可能代表着一种非同一般的、充满冲击力和创造力的金属颗粒的音响。

音乐作品的细节过程，必须先从作品的整体布局构架入手，继而对完整的曲式结构进行全面的分析理解，可以勾画出音乐布局中的情绪转换和描绘音乐中色彩纷呈的复杂多变性，同时对音乐表情的诠释也会有很大的影响和启发。比如，在奏鸣曲式中，呈示部的第一主题和第二主题常常可以拥有和体现出完全不同的音乐个性和音乐性质，演奏者在分析处理第一主题的同时也会影响和考虑到第二主题音乐思想的确立，再通过观察和发掘主题再现时又如何展现与呈示部的区别，都具有很多开发思维的艺术想象空间。

理解和分析音乐作品时常常会涉及运用思维概念空间方法的许多可能：比如最常遇到的对音乐作品信息库的接受和简单的归纳，有许多情况下会出现同样一种作曲手法或一种音乐体裁，但它们出现在不同的时期年代，出现在不同风格流派作曲家的笔下，这就预示着实际已经被赋予完全不同的意义。这个舞蹈性的主题轻快而优美，连续的断奏跨越构成的隐性声部使主题果断、诙谐，带有明显的世俗性特点。

当赋格在其他作曲家的作品风格中展现时则常常会被认为是这位作曲家创作手法上的特殊之处，也更会令人试图探究这些不同于惯用写作手法中的特殊情感。从钢琴教师的教学过程中，不但在制定教学计划过程中要有所考虑，进行相对纵向的音乐线索的深层比对也是教师应有的功课。

通过以上的思考和归纳问题的方式可以看到，在运用思维空间概念过程中，每一种信息空间中无比宽阔的领域对于信息系统的组织有其重要意义。对这些信息的组织的产生过程，就是在一个系统中信息之间原本是丝毫不具有联系的状态，在排除很多种可能性的联系方式后，获取某一种或其中几种的联系方式，使信息成为组织性的有序状态，这也是事物之间的联系从混乱无序发展到有序状态的过程。这种组织的过程针对我们分析阐释音乐作品可以作为一种很恰当的提示，在整合音乐的每一个系统的信息中，要学会运用排除法，这样可以避免使分析思路在交错复杂的情况下陷入混乱，而变得越来越从有层次感到使层次更为清晰，钢琴弹奏中从思维状态到具体音乐的体现都实实在在地表现出这种特点。

实际上，组织和信息之间虽然都是可能性空间缩小的过程，但它们之间的差别在于持有各不相同的状态。系统方法提示人们，必须在一个系统中获得一定的信息量才能够有组织，组织中的可能性空间的状态代表着事物之间的联系方式，组织的过程就是事物间建立的某种联系，必须排除其他联系的可能，使联系避免混乱性和随机性。可见，事物在信息的交流中是以结合成为一个事物的整体形式作用的，我们分析信息的各种要素也应当从综合的视角来考虑，同时还需要考虑信息之间的相互影响以及在影响之后的综合效果，就此也涉及关于系统的理论研究。

三、钢琴教学中系统方法的渗透

系统是存在于自然界中由微观到宏观的各种事物中，没有一种复杂的事物的发展变化能够脱离开系统理论的研究范围。中国古代哲学家和科学家提出的五行相生实际已经是对系统理论的研究，如今人们运用系统理论来分析研究各种组织和体系，从分析社会结构、规划国民经济到研究细胞学、神经生理学等。系统研究方法的特点是：从事物的整体来考察一个过程，这个过程包括影响事物变化的因素和事物之间的相互联系以及事物发展变化的总趋势等。每一种系统都有它的特殊性，但从方法论的角度看，系统方法适用于研究各种系统组织的理论范畴。在钢琴演奏和钢琴教学中，从技术技巧中的神经、大脑以及机体各个系统的循环调节，到对音乐作品的分析、筹划、创作等都蕴含着系统方法理论研究的空间。

（一）钢琴演奏中的系统状态

首先人本身就存在有许多系统，它们维系着人们对周边各种信息组合的反应。例如，对于周围自然界的各种印象、感觉、直觉等会直接反应到人所具备的感受器（听觉、视觉、触觉等）中，组合成为对外界信息反应的第一种系统。语言作为人们通过反映外界的信息经过复杂的加工后组成的第二种信息系统。一个简单的词语被经过看、听、读、写以及想的各种过程，都要唤起并经过大脑神经系统中的条件刺激作用下的一种机体反应。如果能够根据所获得的一些描述或示范来做出相应的动作反应，就说明是可以根据所获得的印象和记忆中的数据来再现原有的动作。而且还能够经过大脑的信息传递和系统加工以相似的方式创造出全新的运动形式。

受这种理论思想的启发，在钢琴演奏过程中，可以感受到乐谱中的各种符号，在经过中枢神经系统处理后可以成为一种声音的信号，乐谱也就成为以图形描述形式的一种声音组合，当通过机体的各部分之间的协调方式，来展现这些图形的音响组合的同时，也已经被作为第二种信息系统形式的复杂延续（如同语言一样作为人们通过反映外界的信息经过复杂的加工后组成的第二种信息系统）。单声部旋律相对来讲对于系统内部的协调要更为容易组合，当所需要的声部和织体变得越来越复杂时就必须调动整体的神经与机体各系统组织的配合，才可能完成这些复杂的多声部复调及和声织体的展现过程。在钢琴演奏中，需要持续不断地调整作用于神经系统的各种信息，这些信息会引发一些神经系统的高度兴奋，使它借助来自机体的反应进行分析，以便能够传递给予机体做出适当的反应。

人所具有分析功能的器官分成两大系统，一种是内部分析系统，其中一种分析功能就是对我们身体各个运动部位感觉的分析；另一种是外部分析系统，这种分析功能是由一个特殊复杂的神经机体做出的，它可以把接收来的信息分离成细小的数量和质量不等的元素。这两种分析的过程都表现出分析系统具有的整合能力，并且与神经系统同时发挥作用，决定着机体与外部所传递的各种信息达成协调均衡的配合。钢琴演奏的过程是要经过演奏者具备的多种器官系统协调配合的组合，对系统的整体进行深入探究，这对于直接介入钢琴演奏过程的实质性分析，有着不可估量的、深远的意义。

系统方法的研究方式是考察一个系统的整体演变进化过程，必须先从整体入手，先分析在整体内部的各个部分的组成，以及各部分之间的作用关系特点，然后再逐步深入、整合、优化，进而组合新一阶段的系统。在研究一个系统或是分析一种物质的过程中，分析各部分的组成与关系，应该从事物发展的前因后果以及因果之间的联系、作用、影响、发展趋势等方面，进行局部和整体的全方位研究，这样才可能得出具有科学依据和意义的结论，才能更具有相对严谨的说服力。在负反馈的系统中，首先会反映出一种事物之间的相互作用的过程，特别是其中所体现的矛盾作用之间的因果现象。可见，系统方法理论研究中，剖析事物的因果关系应当作为研究的第一步。

（二）钢琴演奏系统中的因果关系

在钢琴教学中，从一些较具天分的学生的演奏中，有时会出现一些随性的即兴处理和即兴发挥，在鼓励学生主动发掘新灵感、新想法、创立演奏个性的同时，还需要引导学生从作品本身的实质特点出发，以此作为解读的依据。引导学生应当忠实于作品内在的精神与内涵，避免脱离作曲家音乐创作的本意。因为无论这些个性诠释多么具有发明创造性，由于他们的随意性理解和无根据的演绎，这一切都不具有任何意义。所以在否定这种不正确做法的前提下，必须提供给学生一些分析作品和寻找分析线索依据的科学方法。以下几种因果联系方式可以作为有效的追索方法的基础。

1. 因果链接

当拿到一部新作品时，善于在审读过程中对作品进行链接式的分析非常重要。在审读过程中获得较为完整的和概括性的印象后，对乐谱以及与作品相关的信息进行细致的研究和分析非常重要，这种研究和分析实际是作为起主导作用的教师必须做的工作。分析的方法很多样，其中一项重要的工作就是要追溯和了解与这部作品作曲家同时期的相关作品，以及此作品的特点；与这部作品同时代的相同体裁的作品，和此作品的特征。接下来是一系列的链接：这部作品的产生背景、创作缘由，创作时期作曲家的感情状态、生活状态，影响作曲家创作的创作手法、人、事等，作曲家借鉴什么、创作对后人的影响等诸如此类。这些研究会给予我们从整体的框架结构和宏观的视野，全面地、多元性地审视所要学习探讨的新作品，每一个环节都在各个不同层次、角度与作品有着直接或间接的因果联系，从而赋予我们演绎新作品中的细节处理以丰厚的佐证。

这种因果关系链接式的方法，是更多适用于研究历史的方法，在史学研究中已形成一种传承的研究套路。一般研究的链接有时较为顺畅，有时则会较为曲折，主要是需要依据这条长链是以哪种事物为原因的主线非常重要。正是因为这种方法对于研究事物的来龙去脉有极强的严谨性和缜密性特点，并兼具研究和考虑问题思路的纵深延展，所以一直被研究者广泛应用。

这种方法是科学研究中最基本也是最常用的方法。针对问题发生的现象寻找原因，还要寻找原因的原因，直到挖掘出一条有因果联系的链接。这种方法在学研究中使许多学科研究的范围都逐渐超越自己的经典领域，而且使人们对自然界的一些终极问题越来越感兴趣。因果链接的方法实际的主要目的是有助于人们在研究中把握一个事物的整体，但若无限制地追溯下去，也有可能导致和陷入一种因果的无限性和探索的无穷性特点，所以因果链接的方法应当是有一定限度的。这就需要在考虑整体性的同时，必须或不得不考虑越来越多的其他因素，如果把越来越长而广的链接包含到研究对象中来，有时是否会跑到其他链接的主线上去了，所以在自然中的因果长链不能是完全没有限度的链接。这还要通过研究其他因果方法来从中获取科学性。

2. 概率因果

在看待原因和结果的问题上，许多看法认为只要有原因就一定会有结果，任何原因都会必然导致一定的结果。但在实际情况中，自然界发生的许多事物之间的作用和联系是具有随机性特点的，是会有偶然性和不确定性因素发生的，所以原因和结果之间的联系不能用"必然"来一概而论。这种随机性的现象是会在事物的因果链中发生的，有时也可能对其中的原因或结果产生影响，但从概率的角度看更趋向于偶然性和不确定的特点，并且缺少其规律性，类似出现的这种因果联系被称为概率因果。

在按照因果链接的方式追索的过程中，虽然可以把问题联系到很远，但有些原因或结果可能只是一些在实际中不能起到实质性作用的，由于偶然性特点又和这些事物产生一定的关系或联系，但它既不是终极原因，更不是根本原因，但这些原因有可能是影响链接主线的辅助因素。当某两个事件之间发生的概率因果小到一定程度时，就可以确定两个事件之间可以不存在主要因果关系，但是这种因果是很微妙的，不存在主要因果并不代表不会发生，有时这种概率因果也能够对事物产生直接影响。例如，在钢琴表演过程的各个环节中，也经常会有不确定因素情况发生，很需要借鉴这种概率因果方法的指导性特点，从中找到应对措施。

从实际因果链中观察类似这样的问题与所强调的演奏细节确实没有太大关系，并且在整体演奏状态的因果链中不具备直接因果的可延续性。这些意外状况的发生也可能在准备曲目的过程中，与分析音乐细节处理和音乐表现的过程没有太直接的因果关系。但除了问卷调查中第一种情况的问题，有可能缘于在体现演奏的记忆的背谱和练习中的思维和意识的欠缺上，其他几个方面则都属于偶然性和随机性发生的因素，针对钢琴演奏，它们也应归属于概率因果的范畴。若从具体的现象分析，其实这种心理的恐惧造成发挥的失常也是属于正常心理范畴。首先因为大多学生具有害怕失败的心理，其中又掺杂着对成功的渴望，这种复杂的心理容易造成临场时的大脑神经处于兴奋状态，同时还能波及其他神经区域。临场的心理状态使得一些平常与演奏活动无关的神经中枢的兴奋被瞬间加强，同时也抑制一些与演奏进行中的状态有关联的重要因素。由于对于外部环境的干扰没有做好之前的心理应对准备，使临场演奏中神经过程的平衡被打破，演奏也很容易陷入一种临时的混乱状态。所以应对干扰时所出现的神经抑制作用影响动作的准确性和均匀性，使得受到神经控制的动作变得仓促而无序，这种情况还会放大平时的一般缺点，在以前纠正并调整好的错误有可能重新出现；这种影响有时还会使神经过程的能动性加快，以致使增加的不正常速度给演奏过程带来混乱或中断的隐患；这种影响所造成的神经过程抑制也会导致触键的声音虚弱或突然的记忆遗失等。

临场发挥失常的情况给人们的启示是，在一个自己习惯的场所具备令人满意的演奏技巧，并不意味着在舞台表演中能够达到平衡的神经运作过程，来自舞台的压力会对人的心理产生一系列的负面影响。所以，在准备演奏或比赛期间，应当在训练中尝试一些心理保护措施和调整神经抗干扰能力的准备，比如在训练控制演奏过程中最大限度地挖掘各种能力和极限，训练自己演奏过程的抗干扰能力。给自己录音录像或对于听众对象和演奏场所进行最大限度调换等，锻炼在任何意外条件下都能够始终保持稳定控制的神经过程的音乐表现，以追求达到控制与灵感完美结合的最佳演奏状态。

3. 互为因果和自为因果

这种互为因果的现象可以沿着因果链接追溯过程，把整体考虑问题的研究思路运用在某一个复杂的系统中必须涉及的研究过程。本书所探讨过的负反馈就是事物在互为因果作用下的反馈，所得出的结果也是对事物自身的原因产生作用和影响，所以负反馈调节就是一种自为因果现象。在分析互为因果和自为因果的关系时，会发现事物中的各种因素在相互作用时形成一个表现为范围的环，这种环没有尽头和终极，但它的无限性永远会存在于这个系统的内部，这就使得不会导致从因果的终极原因中的因素追溯到这个系统之外，事物的发展变化就是由事物内部的因果相互作用所确立。所以，自然界的因果链接常常是会发生闭合现象的，这也可以在研究中避开一些与因果链接无关的因果元素。

回到在概率因果中分析的学生在公开演奏中出现失误的状况，这种失误之间的因果关系，从另一个角度看也存在一种互为因果和自为因果的综合表象。例如，失误原因是由于在临场演奏造成的心理因素，由于心理紧张又引起技术发挥失常，技术的欠缺又和学生本身在练习和准备工作中并未完全解决的问题有关。造成这种问题有多方面原因，对大脑的神经过程控制是关键，通过对技术技巧过程的中枢神经支配，技术所达到的目的必须明确，音乐需求是作为技术的目的，需要表达何种音乐又是需要运用大脑的分析系统进行全方位的音乐分析，若缺乏细致的分析准备，也不会有完好的音乐诠释，同时紧张的神经过程又影响到音乐记忆的完整性，这种缺损的音乐记忆又是造成心理紧张的一大因素等。这一连串的各种因果因素形成一个环状的问题链，它们之间环环相扣，互为因果，相互作用。如果反思演奏失误的种种原因，从这种因果链中进行探讨不失为一种科学的关联性研究方法。

4. 因果网络

由于事物具有的复杂性和变化性特点，有许多系统的因果联系还会体现在众多的因果变量之间的交叉作用上。事物在变化过程中，之间的链接并不是完全直线延续的，经常要出现一些结构复杂的交点，这就意味着某一件事可能是许多原因共同作用的结果，而这一事件也可能得出或造成以及参与造成许多因果联系中的结果。由如此多的交点构成的这样一个复杂的系统，像一张张开的网状的系列因果链，正是这些网状的交点体现各种复杂变量之间的纵横交错。人们在研究生态学、大脑神经生理学以及金融经济等复杂庞大的系统时，就会经常涉及和运用这种因果网络的系统方法，同样，运用于钢琴教学也可取得异曲同工之妙。

在钢琴教学中经常强调，从学习和练习的初始阶段就应当引导学生建立起一种看似简单的看、听、动、想等系列性运动反应关系，而不能仅仅是单纯的看和动的配合关系。这就需要通过对大脑皮层中的视觉区域和听觉区域的细胞进行刺激后，从生理上会马上联系到运动区域的细胞，产生运动的反应链。但是从神经生理学的神经传输过程看，视觉皮层区域要比听觉皮层区域距离运动皮层远，视觉刺激直接反应到运动神经还需要有间接的过程，是要先经过听觉神经中枢传送而唤起运动神经的反应。这种神经之间的传输实际上就形成一种网状的细胞，在交错之中又形成许多网状的神经元，其中交织的形状千变万化，成为一种复杂的因果网络系统。但这种单纯的看、听、动配合对于钢琴演奏中的复杂信息传递反馈过程，只是冰山一角。

钢琴演奏过程中的心理活动与机体重复活动之间的系列配合反应，也交织着演奏活动这一复杂系统中的因果网络。应诗真教授在所著《钢琴教学法》中关于演奏心理训练的章节中的分析阐述，就特别强调心理活动在演奏实践中发生的认知活动，诸如演奏的欲望、演奏的动机、感情的强烈表现与控制、记忆、想象，克服"杂念"、应变心理、临场状态等复杂的心理活动现象。应诗真教授运用了格式塔心理学中注重心理活动的"完形"（即整体）和"同形同构"来阐释钢琴演奏。她说："所谓演奏能力，主要是指演奏者运用演奏的技巧，将他对乐曲的'完形'心理活动表现为实际的音乐效果，达到情感、心理与音响效果的'同形同构'。格式塔心理学派认为，对象（包括作为被认识和掌握的乐曲）、人的知觉（包括视、听觉等），由大脑进行的组织活动以及人内在情感之间存在着和谐的统一。之所以如此，因为无论是物理运动、生物运动还是精神运动都有一种力的结构，是一种力的作用，都归结为'力的图示'①。人的审美活动从根本上说是审美对象（包括音乐作品）中'力的图示'对大脑皮层刺激而唤起的一种力的运动。这种力的运动与人的内在情感相汇合，与审美对象的'力的图示'达到'异质同构'或'同形同构'，从而表现审美的情感。对于钢琴演奏者来说，他的活动有两个层次的对象性或'同形同构'的关系。第一是钢琴的物理结构与人体的生理结构之间的'同形同构'，也就是演奏者的体力的运动同钢琴的物理结构相互协和，钢琴教师在教学中实际上都自觉不自觉地帮助学生处理这二者的协和关系。第二是钢琴作品作为审美活动的对象同演奏者的技巧、心理活动之间的'同形同构'。技巧的训练是所有钢琴教师都不会忽略的问题。"

从中可以悟出，钢琴演奏活动中汇集各个元素多方面的系统组成，

---

① 力的图示指力的作用效果和力的大小、方向、作用点有关。

系统中各部分的错综交汇又以最终的整体"完形"体现出来，如果单纯地完成钢琴演奏这一系统中各种元素的组成，比如一部钢琴作品中的旋律、节奏、和声、动机及各种力度、速度、强弱等表情记号；钢琴演奏过程中的技巧掌控、音乐理解、感情表达、临场发挥等诸多方面，每个组成元素都很重要，它们形成一个相对整体的、相互作用与辅助的因果网络。当然其中每个部分都要有充足的训练和把握，但是单纯的获得各元素的总和，并不代表已经达到作品的演奏表现的"完形"，完美的演奏是在综合各元素组合之上的一种升华，更体现在演奏者的艺术素养、审美趣味与临场经验中，才能真正体现钢琴演奏的至臻完美，体现了艺术表现的"完形"。应诗真教授同时也指出："由于演奏者的审美经验与艺术素养的不同，因此音乐作品同他的大脑中所储存的审美信息相作用而组织、选择的'完形'的水平也就不同，也形成了演奏者演奏乐曲的审美结构的不同。"这也从另一个角度说明哲学的系统因果原理，人们所研究的各种系统大多都会因为其复杂性而联系到因果网络，当系统中的一个环节出现变化时，整个网络可能都会随之调节和改变。

（三）系统的稳定状态应用于钢琴教学

在系统研究中，人们发现一个互为因果的体系可以因自身的相互作用而处于一种不变的、相对稳定的状态，一般情况下的干扰都不会破坏这种状态。这也有了一些启示，钢琴演奏过程中尤其需要稳定状态和排斥干扰的协调保持，应用这种原理可以改进钢琴教学中的一些基本观念，扩充教学方法的视域。

1. 稳态结构与踏板的运用观念

系统的表现形式大多是处于较为规律性的互为因果状态，在规律运行特点中还有一个有趣的现象，当系统受到干扰而偏离它应有的状态时，存在于系统内部的相互作用力仍然可以使它回到原有的状态。这种现象说明，一个互为因果的体系可以因为自身的相互作用而处于一种保持不变的稳定状态，一般的干扰都没有能力对这种状态施行破坏。所以，在自然界中存在许多互为因果的系统，由于系统各部分间的相互作用而使各部分都处于一种稳定的平衡状态之中，这就是稳态结构。它稳定的条件是需要系统中的每一个子系统都处于一种稳定状态。

实际上，所说的负反馈调节就是一种最简单的稳态结构，负反馈的调节过程就是使系统趋向于稳定的过程，而正反馈则是因为系统偏离旧的状态而过渡到新的状态的过程。所以，无论研究哪一个系统，都应当以重视探讨互为因果的过程，从反馈的角度把目的性和系统的变化很好地联系起来。在钢琴教学中，针对演奏的各个环节不同的音乐表达目的，所采取的许多表现方式都应当提供和具备可判断的稳态结构，这些状态是以一种稳定、平衡的概念来随时调整和修改由于外界环境的变化所致的不稳定因素，以相对稳定的目标模式来随时指导我们通过负反馈调节来进行对于所有偏差的调适。以钢琴演奏中踏板的运用为例，可以较为清晰地领悟稳态结构的作用。

踏板是辅助延续由于钢琴的击弦原理所产生短暂声音的局限性，踏板更重要的作用并不是单纯的延续（延音踏板）或弱化声音（弱音踏板），而是被钢琴家运用来表达丰富声音色彩，而追求所期望的音乐目的，踏板丰富的使用方法，使钢琴的音色更加富有色彩变化，尤其近现代作品中表现更为突出。踏板对演奏者的艺术品位和听觉意识要求是很高的，良性的踏板运用可以辅助指触弹奏出更为圆滑的连音；可以把织体组合为有色彩的和声；可以给予强调的重音以更宽洪的音响；可以利用所形成的泛音来丰富音乐想象等，使钢琴音响更为和谐或更有戏剧性的潜力。运用踏板关键之处在于演奏者对音乐的风格、音乐性质、节奏、和声色彩等诸多方面的理解程度，因为每一部作品都有不同的风格流派及和声旋律织体等本质上不同的特点，而拥有其独特的踏板方式。关于运用踏板的正确法则和通用原理已经有不计其数的钢琴家和理论专家的著述，其规律特点变化无穷。

众所周知，踏板在钢琴演奏中扮演着重要角色，它是钢琴音色的调色板。和绘画中颜色的调配如出一辙，对于演奏者来讲同样需要具备良好的艺术修养、天分与灵感。在练习过程中，首先应当逐步摸索熟稔于一些基本的踏板法：如踏板的调换依据——根据作品中节奏、和声、风格特点等整体要求进行踏板方式的确定、调试、判断；踏板运用的踏与收放时间—根据音乐需求决定是采用"音上踏板""音后踏板"还是"音前踏板",是使用"长踏板""点触式踏板"还是"颤动式踏板";踏板的深浅层次依据——根据音乐不同风格及音色需求使用"全踏板""半踏板""四分之一踏板"还是"三分之一踏板";踏板的随机调换依据——根据音乐中声音幅度及技巧、节奏的动态性变换,来调整不断加快频率或逐渐缓慢的踏板,或采用不断加深或不断削弱的踏板,还有可能先踩踏到底后放掉一半,或先踩踏一半或放到底;还需要根据不同的音区、不同的音型、不同速度变化等,增加或削减踏板的频率、长短、深浅等。踏板的方法可谓丰富多变,也可以说有多少种音乐就会有多少种相应的踏板法。

现在可以从另一个常常被忽略的角度看问题,在教学中发现,许多学生在弹奏中缺乏对踏板的正确认识,常常会发生错误使用踏板的各种表现。例如,有的学生喜欢使用过多或过长的踏板,或换踏板时间掌握有误;有的学生很喜欢利用踏板的混响作为自己演奏技术缺陷的一种保护;有的学生无论对何种风格的作品,踏板都"一视同仁",既不会听,也不会判断,只习惯于一种动作配合的规律性,以及所产生的混合音响;有的学生则一味地遵照老师划定的,或乐谱中的踏板标记,由于并不理解每一处标记的用意,也不会分析作品风格的声音需求,走入错误音响的误区;有的学生在练习中慢速或中等速度的弹奏训练时,仍完全使用快速或音乐作品本身所要求速度的踏板法,诸如此类。通常也常见到一些钢琴教师,他们能够很尽责地为学生勾画出每一个踏板的起始位置,要求学生严格遵照;有一些教师相反则会不强调给予学生关键的踏板提示,或者是随着学生的自我感觉任意发挥;还有的教师会告诫学生按照节奏换踏板,忽略由于踏板控制的长短深浅所制造出音乐中许多特殊音响色彩的功能。以稳态结构的系统方法来审视,这些针对踏板的教学方式,都有其方法和观念的缺陷。主要的问题是从音乐本身所需要的角度给予学生的目标有着相对的局限性,学生获取的音响仅仅是一种无目的性的、懵懂的试探。

如果从声学原理角度来理解和体会踏板的调色,其中存在着更多的变数,相比颜料的配色来讲更具备不可复制性,色彩的变幻纷呈更要丰富许多。方方面面的原因是显而易见的，由于我们所演奏乐器——钢琴的不同，或者演奏场地、空间的变换，甚至演奏者情绪的波动等，都可能会导致踏板运用中的微微调整甚至整体的改变，许多状况需要演奏者具备敏感的应变能力，这种能力也反映系统的反馈式调整与改变的观念。在弹奏训练中，建立起辅助声音的触键方式与力度作用技巧系统，但是这种技巧是根据音乐的声音需求，踏板的运用也是辅佐于音乐的重要技巧组成，其中仅有音乐中音响特点具有相对的稳定性，而其他一切技术需求，包括踏板技巧，应该会随之不断地从一个琴房到另一个琴房、从一个演奏厅到另一个剧场而作相应的调适或改变，这对于有经验的钢琴家来讲都是要具备的素质与能力。这种调整主要为维护和保障音乐中音效的完美与精准，是为了适应不同的音响环境状态，这种平衡以及优化音响的技巧也是做录音工程的艺术家、声学专家甚至建筑学家的座右铭。最直观的感受是，一间小琴房和一个大剧场的音响状况完全不同；一个空旷的环境和处在满座观众的厅室中更是需要改变弹奏中技巧的施展及踏板的组合模式。在教学中需要带领学生一起去体会不同的踏板技巧所产生的音效，学会根据不同的条件去调配所期望音效的踏板方式，以随时随地地调整由于变换的外界条件所造成的减小或放大声音的细微改变，当演奏环境的空间空旷使声音过于共鸣和反射时，就需要缩减踏板的延续程度或使用程度。这些变化的因素使踏板的运用更为复杂和扑朔迷离，在多变环境下如何寻找标准，这也是系统方法中稳态结构原理的应用环节。可见，通常所追求的建立在音乐风格、趣味、审美基础上的声音愿望和声音想象，就是人们在演绎音乐作品系统中踏板运用方法的稳态结构，从初步练习到公开演奏的各个环节都需要牢牢把握声音与音乐的想象和愿望作为相对稳定的判断目标和方向，有这种音响的意图和愿望作为稳定的衡量标准，踏板的运用就需要随时依据听觉判断中的负反馈调节进行纠正。由于各种情况出现的不可测因素，或经过尝试后仍然需要适时调整的状况并不鲜见，所以演奏中对于音乐的格调与规格要有一种确定性的稳态结构，这样进行有参照性、目的性的配合和调适的踏板方式，可以相对保障演奏发挥的稳定性，不至于走向破坏原有音响格局的误区。所以，教师所扮演的角色是要带领或引导学生，发现和寻找既来源于音乐的基本准则又不失于自己的创造力的音响，这种音响效果的追求应当始终伴随于演奏过程，同时调整、审视和应变出各种可变因素的调节方式。如果教师给予学生完全划定固定踏板，或基本放任其使用的随意性，显然都是违背这种方法原则的，会影响演奏状态与音乐表现的正常发挥。

关于提到踏板的调整，也是建立在已有的、良好的踏板原则基础之上，如果学生对于踏板的运用规则理解还处于不着边际或只知其一的情况下，还应当从基础踏板知识入门，但从一开始就确立一个正确的踏板使用观念和使用方法是非常重要的。运用踏板调配音乐色彩基本原则看似很简单，但若进行细微的调整和改变则有很多都是音乐的开发与技术配合的产物。钢琴家可以运用踏板制造出许多特殊的音效，良好的踏板运用更是来自敏锐的听辨能力和敏感的触键方式，并不是完全出自脚下的动作技术。单纯从脚触的感觉来看，踏板并不是像电动机器一样只配备开和关的装置，从踏板踏下的深度和速度都有很多层次等级之分（在比较优良的钢琴上更容易体会），有时根据音乐的需要只可以短暂地或浅而薄地轻点即可；有时踏板需要与声音同时放下，但许多情况下都需要使用音后踏板；有时踏板的使用必须考虑到音域和音区的限制，当上行的音型踏板延续可以如常，但音型下行到中低音区时，踏板的调换就需要相当的频繁；有时在快速的旋律进行中需要跟随同样轻巧的、快速的踏板予以协助使声音更为圆滑；有时踏板需要果断收起，而相反一些音乐又需要踏板慢放慢起等。有经验的钢琴家具有灵活的踏板应变能力，当演奏厅中音响过于厚重，就马上调整改变踏板的深度，以减少振动和共鸣。对于左踏板和中踏板的运用也成为一种调色工具，既可以拉开音量大小的幅度，也可以从得到的特殊层次和色彩中获益。

鲁托斯拉夫斯基的两首练习曲之一，以爆发性的冲击力和令人夺目的奇幻音响组成的动机，成为这首练习曲的灵魂，它在曲中被作为段落的标志重复出现。由于它后半句中左手音型的加入使整体的音响变得非常奇特，在一般情况下为了保持持续低音的延续，使用右踏板所产生的混响不会淹没疾速行进的带有特质音响效果的律动。但在大部分的情况下所使用和控制的钢琴乐器的声音混响共鸣特点非常突出，或由于演奏环境的空旷产生很多泛音的空间反射时，这种踏板法就显现出音响混乱和声音嘈杂的特点。这种情况下就可以调换和改变一下踏板方式，在左手低音下键后左脚跟进中踏板，在双手同时进行时就可以解放出右踏板进行音响方面的调适。另外一种情况，当所使用的钢琴不能提供中踏板的使用功能时，还可以尝试完全通过右踏板（延音踏板）来调整：在右踏板第一个音踏下后抬起一半，保持延续低音的最大限度之下尽可能薄的踏板，以助于上声部半音进行的混响，但对于演奏者的踏板技巧和经验有更高的积累，不失为一种有效的方法。

　　拉威尔《镜子》组曲第一首"夜蛾"中的一段。这段经过句描绘飞蛾在葬身火光中被燎烧破碎的羽翼飘零洒落下来，根据不同的钢琴特点和演奏环境，踏板的处理均应有所调整。依据印象派音乐的踏板法，这句快速的、瞬间的华彩式下行经过句完全可以用一个辅助的弱音踏板加上标示的延音踏板来完成，但是由于它的走向是由高音区到低音区的过渡，大多情况下每个音区中延音踏板都需要进行随时的调整。为获得飞蛾羽翼的碎片零落的效果，整体的延音踏板需要控制在浅和薄的位置，在高音区的流动音响中可以保持部分的延音踏板效果，也有部分置换的可能，中音区就需要调整为颤动式的延音踏板，而到低音区踏板有可能更短促甚至完全放弃延音踏板，仅以保存弱音踏板的持续，低音区所产生的自然泛音已完全足够体现这种音响的需求。至于延音踏板在何时何处来调换方式，完全由现场的声音环境条件决定。可见，在钢琴演奏中踏板的调整是随时随地的，有时也可能是随机性的演绎，但它们都不能脱离或需要依靠内心的音乐与音响愿望这种稳态结构的维系。

　　依据不同风格或特定的音乐需求来调整踏板使用方式，还需提到一种情况，可能在有些音乐达到其音响的色彩丰富性与完美性，需要换踏板，但是又不能完全置换，就是在换踏板时放掉一部分或一半。这种踏板方式从理论上似乎有悖于传统的踏板基本使用原则，但有经验的演奏者和钢琴家常常在演奏中熟稔运用。因为踏板使用的目的就是来源于对音乐中独特声音色彩的追求，且来源于对作品演绎中声音的反馈认知过程，丰富的声音想象扩充和开发了踏板技巧，使踏板的运用变得更加灵活，一切皆有可能。

约瑟夫·班诺维茨在《钢琴踏板法指导》中专门阐述了关于踏板部分更换的调适反馈过程，他写道："很多钢琴家似乎没有认识到在换踏板时，声音突然完全被制止住，往往不一定可取。有时演奏者可能希望从前面的一个音或一些音带过来一部分声音。在完成踏板的部分更换时，制音器必须在重新抬起之前仅仅允许瞬间的触碰琴弦。在音乐会的大钢琴上，制音器必须完全停留在琴弦上一个适当长的时间以便把振动完全停止，因此很快地把它们再提起来仍然可能有相当多的声音被带过来。应在孤立的音或和弦上做试验，来看制音器必须和琴弦保持多长时间，才能制止住所有声音。经过练习，应该可能在发出一个强的洪亮声音之后，立即用制音器在弦上快速碰擦，来消除不同量的声音。在特定的作品中，只有演奏者个人的审美力和耳朵的敏感性，才可以确定一个为产生恰当程度所需要的模糊而使用的部分踏板更换，和一个使声音太干并把有意需要带过来的洪亮度丢掉过多的踏板更换之间的界限。'半'踏板的叫法通常用来指踏板的部分更换，但它有些令人误解，因为在很多情况下，原来洪亮度的一半以上必须留下来，而在其他情况下则要少一些。当一个片段能以音乐会演奏速度弹奏，而所有力度变化都能恰当地做到时，再在一件好的乐器上进行耐心的试验，无疑会是最好的教师。"这里可以看到，班诺维茨在踏板运用上非常注重根据音乐中独特声音色彩的反馈需求，以及踏板使用过程中的动态性特点。

这里看到演奏者从音乐所需要的声音预想中，并不希望在第四小节的 E 发出一种既单一又纯粹的声音，而是喜欢把前一小节的和声的一小部分带入到后面，以调和出一种衬托和晕染的音色，这种音色需要做得极为细微与奇幻，需要使用部分踏板的置换方式来调整。不同的踏板可以调出不一样的色调，至少有两种置换位置，一种在 E 本音上使用半踏板；另一种提前到 C 音就可以换半踏板，两种置换位置延留的音响并不相同，也是其奇妙之处。有的版本编注的踏板就在 C

上，但换多少、控制的声音延续到 E 多少，乐谱中不会有标注，完全需要依靠演奏者自己的听觉体验与判断，通过反复试验寻找到自己最满意的声音，同时去感受达到这种音响效果的触键与踏板的配合。当这种最佳的声音预想再换到另一架钢琴上，仍然需要进一步调适。

　　显然，班诺维茨这种踏板方式的调整思路是需要根据音乐的需求在不同的演奏乐器——钢琴上或演奏状态中进行调适，钢琴的大小、优劣影响到踏板的施用分寸，这种分寸把握更是要根据演奏者个人的艺术审美与听觉的敏感度与判断力。整体调适过程显而易见是一种负反馈调节过程，也是促使演奏过程这个完整系统中，各个方面趋向于稳定、平衡、优化的稳态结构过程，踏板的调整过程只是整体演奏状态中一个子系统，是整体协调过程的一个方面，其他子系统也同样需要朝着稳定的结构状态良性发展。

　　利用稳态结构的系统方法，还可以辅助预见那些看来极为复杂的系统将会朝着什么样的方向变化和发展。所以，教师在教授一部新作品时观念正确与否非常重要，一定要有先期的积累、准备与投入，通过分析、审视、考量、评判等方法，针对所演奏的作品，进行前期备案工作，只有在教师的正确引导下，才可以使学生的学习过程不走弯路，从而优化、有序地走上演绎作品的捷径。因为任何一般的或复杂的系统都有其特点，具备很多可能的结构因素，其发展的倾向性、方向性可能有很多，如果可以提前预见和判断系统发展到未来过程所形成的结构状态是稳定或是不稳定，将一些寄予期望的稳定结构作为事物最可能倾向的目的和方向，以做出预期的目标。这种方法有时可以在研究的过程中省略很多中间的步骤，因为有时一些事物是需要了解最终的结果来为反馈调节其过程进行引导。

　　所以，为使事物朝着最为有利的方向发展，必须了解和确定某一个系统的变化中存在怎样的稳态结构，因为这种利用和挖掘稳态结构发展的倾向性与规律性的特点，可以帮助我们预测和评估事物发展的可能性和把握发展中的方向性，把每个特点不同并不一定体现在表象中的稳定状态，从有可能的结构中发掘出来。同时，确立稳态结构是需要具备在经验性的指导前提下进行反复分析与比较后，才得以保持系统的稳定而采取有效的控制手段。如果我们所需要达到的目的与自然的稳态结构不吻合，就必须对这种状态施行控制，同时采取方法来进行利用和改造，并选择适当的条件，将原有自然生成的稳态结构改造成为新的有利于达到目的的稳态结构。这说明一个道理，在不同时期随着知识的积累、阅历、经验的逐渐丰富，常常会改变或重新认识对音乐中全观或细节的看法，随之稳态结构因而调整或改变，在新的认识结构中又继续构建更加成熟与完备的状态与空间。

2. 钢琴教学中"熵"的概念

稳态结构的最大特点就是能够保持事物中系统的稳定性与状态感，稳定和均匀之间也有着密切的联系。通常在钢琴教学中对于学生在弹奏状态中最基本的要求就是要声音、指触等控制的均匀和有序，节奏、心理等状态的驾驭和稳定，演奏过程中发挥的稳定性非常重要。稳定性则是在弹奏过程的整体系统中，无论受到何种干扰的情况下都能够维护和保持其性质的稳定不变，系统空间中出现的无序状态，也就是在演奏中无论是否发生状况。通常都无法影响和改变系统中本身所具备的均匀的性质，这就是稳定性。自然界中有许多系统由于均匀和稳定的作用往往会自动地倾向平衡和有序，人们也能够利用均匀和稳定的特点来控制和选择某些系统的稳态结构。

这种由于均匀而导致稳定的现象被物理学家进行原理性的理论概括，称为"热力学第二定律"。这个定律提出"熵"的概念，认为一个独立存在的系统中其内部的变化都分别体现出从不稳定倾向于稳定，或从稳定趋向于不稳定的两种表现状态，表示这两种状态的稳定程度可以运用"熵"作为推算和衡量的标准，"熵"越大，系统内部的状态就会更趋向不稳定的、无序的、混乱的状态；"熵"越小，系统状态的表现则自然地倾向于有序的、均匀的、稳定的特点。在实际的事物发展的规律中，发展的变化趋势中很少会发生无限度的、绝对的混乱和不稳定，也很少会出现永远能够拒绝各种干扰因素而保持均匀和稳定的状态。有许多系统的内部一旦出现混乱和无序的倾向，就很难稳定地生存下去。

从生物体本身来讲，随时可以看到，任何稳定的生命体内部都存在不稳定、不均匀的因素和结构，在实际的生物进化中只有当生物体死亡后，才能均匀地同化于环境中，保持绝对的稳定状态。但生命体为何能够一直保持与环境的平衡趋向，而免于接近"熵"的最大值的死亡状态，是因为生物体可以通过最大可能的新陈代谢吸收和呼吸周边环境的滋养，从中不断汲取作为"熵"的缩小状态的"负熵"，有机体是依赖于"负熵"为生的。从中可以看出，新陈代谢是能够成功削弱有机体在成长过程中不得不出现的"熵"的增长趋势，使它的成长能够保持和维护在一种自身调整的有序化的稳定状态。

"熵"的增加或缩小原理可以渗透到审视钢琴教学与钢琴演奏的各个环节和各种问题的情况中。以演奏的发挥程度为例，对于任何一位演奏者，从练习到舞台表演发挥的各个系统环节中，减小"熵"的程度可谓是所有人的愿望。也就是在演奏的过程和阶段中，必须扩大和加强演奏系统状态的稳定性程度，这种稳定性从表面显现在对音乐的成熟演绎和对技术的完整把握，但归根结底都是来源于演奏者先期准备的系统过程综合于头脑与机体的作用体现。缩小钢琴演奏中的"熵"就是增强演奏发挥的把握性，建立这种稳定性和把握性正是决定于在准备和练习中调动与头脑因素相关的各种前提条件。富有教学经验的教师在钢琴教学中常常对于学生整体演奏发挥的状况有预见性，因为在完整的曲目准备过程中，每一个演练的环节和步骤都可能在教师的教学策略指导下进行，学生在正式登台表演的临场发挥中"熵"的值的增长或削减的概率有多少，在表演之前教师应当大致做到心中有数。在这种情况下，教师可以根据不同的情况和程度对学生进行演奏前的调整、提示和安排，将演奏中的不稳定因素降到最低限度。所以，教师在演奏之前的正确判断并善于启发诱导是非常重要的教学方法、经验和能力。利用"熵"的原理特点对于教师提高关于发挥稳定性的预测和判断有着相当的促进和辅助作用。

从更高的层面上讲，"熵"的含义并不是单纯地表现在情绪稳定和弹奏有无明显纰漏中，它的有序状态和特点所体现的是一种更为准确和精辟的音乐阐释。在实际演奏中，演绎音乐的过程如果缺少脑力的参与和才智的引领，完全依靠机体动作的本性是很难通达精确和有序的音乐喻意。我们准备和练习任何一部作品，首先从解读和分析作品的先期工作中，无论是理解、分析作曲家的基本音乐构思，从中构建音乐的性质、结构、句法等，还是体会节奏、线条、音色、句法等演奏技巧的真正内涵，从技术层面讲需要注意一个特别关键的环节，就是一定要避免将作品的解读逐步圈入演奏者个人的诠释角度和诠释偏好中，这些偏好可能包括风格、触键、指法、听觉习惯等各个方面。在演奏一首作品初期，保持对音乐忠实的研究态度是正确演绎音乐内容的重要前提，在这种前提下进行的头脑的全方位思考具备了相当的、重要的线索和依据。以冷静的思维明确整体的构想，从中发现问题的存在；以确定的思路识别导致问题的原因；以思考的目标寻找改进的途径和完善的方法，正确的审视与思考在这一过程中起关键的作用。在许多演奏过程中我们看到，当以较为冒险的速度或方式弹奏某一个有技术难度的段落时，演奏状态常会危机四伏，全身机体的协调性的紊乱使演奏难以正常、从容或不间断地进行，实际问题并不是出在手指机能动作的方寸上，而是由于出现机体的反应先于头脑的运行所带来的思维滞后，大脑无法对将要发生的情况做出提前的预计和判断，以致无法提示身体部位应有的动作准备和动作反应。

在钢琴练习的每一个阶段都不能忽略头脑的作用，通过理解整部作品的逻辑关系和结构次序能够帮助大脑把一组组音符组合成有意义的音乐线条，在大脑的指挥下使快速的练习进程具备内心的稳定性和把握性。大脑可以说是一切技巧的来源，是使演奏保持和达到均衡、稳定和把握的关键。在练习和演奏的每一个环节和过程，若具备大脑在每一处技术性技巧的注入，保持对作品音乐思想阐释的思考，使关注度更加善始善终，就可以逐渐具备大脑排除不相关事物的能力，保持钢琴演奏中"熵"的最小值就有基本的保证。此外，演奏者还需要学会在头脑的引领下敏锐地观察和听辨在演奏中每一种细微调节所表现的微弱差异，去体味和判断弹奏中的精确感觉和体验，以通过大脑传递心灵的感受来演绎能够打动人的音乐特质。启发和培养学生独立思考、独立判断、独立解决问题的能力是钢琴教师的责任，因为这是钢琴演奏者必须具备的素质。这种能力也时时体现在每一个演奏者反馈过程的演奏状态中，所反映的发挥状态与水准更取决于每一位表演者的个体差异。

一位获得诺贝尔奖金的化学家普利高津（Prigogine）教授及其研究集体创立了名为"耗散结构"[①]的理论，认为一个与外界有能量和物质交换的开放的体系，并不能永远维持住均匀和稳定的结构，而是需要通过与外界的交换过程中，自动有序地调整那些不均匀的结构，以保持这个体系处于一个稳定的状态。如果这个体系处于一种封闭的、与外界隔绝的状态，它所保持的所谓稳定状态就会是"死"的并逐渐倾向于无序的趋势。如果这个体系能够保持与外界开放的密切交往，那么它就可以通过不断的新陈代谢成为一个"活"的有机体而茁壮地生存和成长。钢琴演奏和钢琴教学的整个过程和特点也正契合这一哲学性思考的理论创建。

3. 不稳定和超稳定与钢琴演奏的记忆特点

系统处于不稳定状态是因为系统在运作过程中的子系统一直处于相互作用的状态，这些子系统的作用过程有可能使状态逐步走向稳定，另一个更大的可能是呈现出一种周期性的或规律性的波动和震荡。由于系统中具备大量的可变因素，所有的稳定系统都存在一种暂时性特点，已知的稳定系统在一定的条件作用下也都可能转化为不稳定或者周期性的波动。实际上，系统的不稳定或周期性的波动状态也常常是作为系统的稳定结构的一种补充，当不稳定状态出现时，最重要的是要能够及时进行反馈，在负反馈作用下的系统能够及时提醒和纠正出现的不稳定倾向，所以负反馈是促使系统趋向稳定的作用方式。子系统的正反馈耦合作用就会使系统偏离平衡，趋向不稳定。

可以看到，系统的状态中经常存在不稳定的倾向，但从辩证的观点来看，暂时的不稳定实际给予稳定提供必要的持续和保证条件，因为在变化的系统中保持绝对的稳定可能性概率是极低的。钢琴演奏的系统过程就是一个典型的变化的、运动的形态过程，其中任何一个相

①　耗散结构理论是以揭示复杂系统中的自组织运动规律的一门具有方法论功能的学科，其理论、概念和方法不仅适用于自然现象，同时也适用于解释社会现象。

关环节都存在着不稳定的因素，周期性的不稳定状态发生也是正常的状态反应规律。以下以钢琴弹奏中的背谱为例。

背谱在钢琴演奏中的重要性是毋庸置疑的，拥有大量的学术论述针对钢琴背谱和记忆进行从心理学到运动学的系统分析，因为可能再不会有一件乐器的演奏所带来的背谱压力能超过钢琴演奏的背谱过程。同时，钢琴的独立演奏方式与特点，也凸显背谱演奏状态发挥的重要性，直接影响所传达音乐的过程能否达到最佳表现效果。每个人都具备和拥有不同的记忆方式，从动作记忆、听觉记忆到视觉记忆、结构记忆，还有运动神经记忆、理智的记忆等种类多多，但每个人在钢琴训练和演奏中的记忆习惯和记忆方式、特点、能力又会因人而异，具有不同程度上的背谱差异。比如有的人具备天生的快速记谱素质，弹熟的同时就可以背熟；有的人善于用脑，配合整体的记谱环节增强记忆力；有的人必须背下乐谱才能使弹奏顺畅；有的人虽然花费很多的时间精力，但对乐谱的记忆始终欠缺把握，随时有抛锚的危险……最后一种现象应该是钢琴教学中最为常见的。

在教学中，针对背谱对于演奏发挥的重要性，必须给予学生背谱记忆方式和方法的指导和提示，随着学生在练习中弹奏技巧、音乐表现的逐步成熟，根据不同学生的素质特点进行考察、分析、指导，是教学中一个不可缺少的环节。但是如果在过程中要求所有人都按照同一种记忆模式、遵循同一种记忆原则，显然是缺乏教学经验的做法。针对钢琴演奏背谱的特殊性，在发挥每个人不同的记忆习惯和特长的情况下，尽可能多地掌握多种记忆方式仍然是最诚恳的忠告。但实际效果仍常常会事与愿违，由于多种记忆的相互补充不能及时跟随，针对一部作品演奏过程中所持有的记忆会因人而异、或多或少地发生不稳定状态因素，这也就需要我们要求学生在背奏练习过程中寻找更高效的、更能体现稳定性的记忆方式。寻找这种类型的记忆形态，应当是在记忆的过程中，更能够体现对于个体演奏特点的不稳定记忆因素的针对性，和能够最大限度地反馈出构成不稳定因素环节的诱因，及时以分析、整合的有意识的思维方式进行强调性的反馈、调节。在这种思路指导下，需要不断地摸索、探讨、实践，逐步寻找规律性的经验。其中除了教学中在日常训练，应用的心理学研究方式所强调的多种记忆类型，还可以针对曲谱中有规律、有序列的音型特点进行有条理的逻辑性记忆，针对曲谱中一些体现音乐独特性、标志性的音效进行及时关注的强调性记忆，针对音乐中赋予特殊意义的关键环节进行反馈式记忆等。

这些记忆的规律实际应用中业已包括和涵盖许多重要的记忆方式，对于记忆种类中的动作、图形、听觉、感觉等具有反馈式的综合体现，这种反馈的记忆方式是一种主动型和强化型的记忆，是能够最大限度地调动多种记忆积极投入和参与到背谱记忆过程的一种综合性配合。这种以反馈效应来调动各机能及感官的背谱方式，应当是相对于强调某一种或几种记忆形式来讲，在实际钢琴演奏的背谱过程中，更加能够体现出牢固性和稳定性的形态。

在演奏过程中，学生常会出现背谱中段落或乐句之间张冠李戴的情况，遇到具有相似的音型、织体或旋律的重复段落时，由于在记忆的过程中缺乏分析、归纳、强调等针对性的反馈，弹奏者很容易混淆，这种情况在正常演奏中类似于三段体、回旋曲式或奏鸣曲式等曲式结构中会有体现，在段落的衔接、再现或发展等过程，有时会意外发生在再现中又回到初始，或在开始的呈示中直接进入结束段。

D. 斯卡拉蒂 d 小调奏鸣曲中的两个段落作曲家显然运用同一种音型在不同调性特点的不协和分解和弦，以模仿吉他乐器中弦音间的扫奏。由于这两段依据两段音响及音乐性质特征极其相似，背谱的过程要在把握两个不同和声把位的基础上，分别建立在不同把位中的和弦外音可以作为一个标志性的信息反馈的独特音效，强化这一特殊音响的特点与准确唱名，是保证两个相似段落不产生混淆的关键。再例如，勃拉姆斯 Op. 116 之随想曲中，虽然全曲篇幅不长，但相似的同一种音型组合在全曲中出现 3 次，在背奏练习的过程中，这 3 组音型序列显然从双手各自的音乐发展与音型走向很容易受到相互间的影响。这就需要根据音乐发展的规律特征进行逻辑性的分析、归纳和整合，在此基础上使头脑有一个清晰的、有条理的思路，加强背谱的稳定性把握。从旋律走向来看，第一次音乐高潮由这组四句音型辗转酝酿而出。

在中段这一动机显然得到和声的拓展，展开为 6 组。在第三次出现时把音乐推向全曲激情迸发的最极端状态。

再如斯特拉文斯基《彼得鲁什卡》第二段，"彼得鲁什卡"中音乐开始，就展现出描写木偶彼得鲁什卡痛苦、嫉妒、怪异等复杂内心的性格主题。

由于这一主题的音乐形象被赋予特殊意义，这一音乐形象在之后发展进行的音乐描述中，彼得鲁什卡的特殊音乐主题特质在不同段落多次出现，覆盖于多层次的音乐布局中，这种音乐结构的创作方式也是许多作曲家擅长的作曲手法，分析作品中音乐结构与布局之间的关系与发展规律，这种规律不仅限于发掘音乐形象特征，有着无限的可运作空间，它可以从旋律、和声、织体、音型、动机等各种音乐元素和表现形式中来体现音乐布局各段落之间的互动关系，均并属于带有规律性的系统联系，在背谱的过程中发挥相当的作用。所以，可以利用系统的稳定状态的规律特点，以反馈的方式寻找和挖掘音乐中各种有特殊性的强化记忆的关节，使它们分布在完整作品音乐的布局中，然后再以穿连的方式连接起来逐步成为一个完整的系统。这种方法在钢琴背谱的实际操作中有显著的提高效率的作用，因为作品中的每一个环节之间的关系都可看作子系统之间的作用关系，当子系统保持住稳定的状态，整个系统就具有稳定的保证。

系统方法中常常以各种数学关系的公式来表示子系统之间的作用方式，并可以通过数学计算来确定稳定或不稳定的倾向。从一般规律来看，子系统之间发生相互作用如果过于强烈则就很容易产生波动和震荡。根据这种情况，科学家研究出一种方法，就是针对系统的结构进行调整和改变以控制系统的稳定性。其中一种有效的方法就是在反馈的回路中加进滤波器，即可以使原来子系统中不稳定的相互作用趋向于稳定状态。这种方法在钢琴弹奏过程中可以说是一种非常重要的演奏方式特点的重要剖析，在经过大脑对读谱的反应后，这种信息从视觉传送到听觉后，在实施触键的声音控制之前瞬间，需要大脑抗干扰性的快速反应和分析，这里的滤波器实际是头脑分析判断和预见的能力，在经过判断和准备的声音控制才能够体验到它的质量的优化性倾向，当这种优化的音响信息传送于大脑中时，它逐渐提高的品位和进一步的音乐需求成为可能。

鉴于稳定结构经常处在不稳定状态的情况，还要寻找提高稳态结构抗干扰能力的方法。保持高度的稳定性的超稳定系统就具有这种超强的抗干扰机制，它的特点就是依靠不稳定来维系稳定的状态。因为系统内部子系统的变化本身存在一种不可抗的倾向，维护和保持系统长期稳定实际是很难做到的，所以当系统发生变化出现不稳定的同时，也需要对系统进行及时修复，使其重新回到稳定状态。

实际上，在自然界中有很多系统，它们自动修复的机制并不是由人来完成的，当出现不稳定状态时，总是能够由系统本身自动完成。所以，自然界中能够长期保持稳定不变的系统都属于超稳定系统。超稳定系统也被称为自稳定系统，它是一种系统以改变自身的调节来寻找一种稳定的机制，只有重新达到稳态结构后，才回到一种不变的状态。著名控制论专家艾什比（W. R. Ashby，1903—1972）最早提出自稳定系统，在他的书《设计一个脑》中，对一种称为内稳定器的机器做了详细的阐述，这种机器就是被用来模拟能够自动保持稳定状态的系统。

从另一方面看，人体本身就是一个最全面的内稳定器，内稳定器的重要特点和性质就广泛存在于人体内部。关于人体的生理病理模式中，中医的脏相学在其中尤其突出，它把人体 5 个脏器分配为 5 个子系统，每个脏器与其余 4 个都具有反馈的作用。这种系统之间的作用反映出人体内各部分之间的生理功能的相互滋养、相互扶持以及相互约束和相互制约的机制，也反映在病理的作用原理，也就是各脏器间疾病的转变方式和机体的各部分抗病功能的协调方式。所以在一般情况下，人体内部储备着极强的疾病恢复功能，它恢复的过程就是依靠各子系统的调节作用。实际在系统论产生的 2000 多年前，古老的中医学已经能够很好地运用人体内各个组织的相互调节来协调人体内稳定倾向的特征。这些充盈着古韵的内稳定调节原理，其中各种机理性的调节、约束、扶持、转变等子系统之间的反馈调节系统，对于认识我们钢琴教学中研究的许多因素之间的反应机制具有明显的指导意义，显而易见，有许多问题需要人们重整思路去进行新的研究和探索。

（四）系统的组织状态在钢琴教学中的体现

当今人们所处的社会和生活环境，大到社会变革，小到生活和学习中的细微小事，都或多或少地体现出一种规律特点，就是从不规律到规律、从混乱到有序、从初级到高级等的规律，实际呈现出这种规律性特点的事物都表明了我们频繁地与大大小小的系统打交道。在每个系统中都存在着一些有较强或较弱程度的变量，它们之间成为互为因果的相互耦合的作用关系，并且每种变量之间都具备自己较为独特的变化趋势和耦合方式。事物产生变量并导致之间发生耦合的关系，就可以说明其内部有一定的组织程度，这也就是系统演变过程的组织状态。

1. 自组织系统与钢琴学习的观念

组织实际上是事物中各种因素或一种事物变化中的各种变量从毫无联系的状态进化为某种特定的状态过程，具备以下几个特点。

（1）自组织系统必须具备一个组织核心。

（2）自组织系统是一个不稳定的系统，或是说是一个亚稳定系统。因为只有当系统呈现一种不稳定或亚稳定的形态时才具备向各种不同的组织形式发展的可能，过于稳定的结构需要外界施加很大的影响才会出现发展转换的倾向，很难自动形成组织过程。

（3）自组织系统中存在着一条有因果关系的自动选择链。因为组织的形成实际是系统内部联系的可能性空间缩小的过程，这种缩小过程的自动进行是因为存在可供自动选择的因果关系链，所以自组织的动力来自于系统内部各种因果关系的相互作用。

（4）自组织的过程是不可逆的。一旦形成一种组织，想要转变为其他组织形式是相当困难的。

（5）自组织系统的核心的微小差异会导致最后形成的组织的巨大差别。

针对以上这些自组织系统的特点，可以运用和利用它来辅助和解决日常生活中的许多问题，在钢琴教学中学生各自的学习阶段过程；每一种技术与技巧研习和掌握过程；每一部作品的诠释演绎过程等都都属于一种自组织系统。这些自组织的过程方法的运用，教师应当参照建立正确的自组织系统的各种条件，以便更好地根据学生的阶段状况进行判断，并采取相应的有效措施。因为学生学习的过程就是一种系统的自组织过程，所需要学习和汲取的很多知识及内容可能在学习的初期都处于一种无组织的状态。教师帮助学生将混杂在一起的不同种类的知识信息进行归纳整合，使它们之间建立起正确的联系，特别是确定正确的系统核心，以这个核心为指导思想，才有可能指引这个系统正常地运行，逐步进入和规范到有组织的系统状态。这种方法上升到理论的高度就是要借鉴自组织系统的组织方法，同时运用这种原理作为一种教学方法的指导性原则，来引导学生学习的方法步骤，也为教师的教学提供采取良性运转措施的理论依据，最终产生事半功倍的效果。

2. 自繁殖系统与钢琴学习的习惯

系统还存在这样一种特点，在系统的演化过程中，有时会受到某些因果条件的阻碍和破坏，而导致系统的崩溃。这时就会产生自繁殖现象，它的出现代表着由于系统中一些固有的稳态结构被迅速瓦解，致使系统以一种更为强烈的组织能力向新的稳定状态过渡。例如，癌细胞的生长、细菌的繁殖、病毒的流行、激光、核爆炸等都被控制论归纳为自繁殖系统。它们都有一个同样的特点，在适当的条件下，变化的量越大，变化量的增加值就越迅速，无论开始阶段这种变化有多么小的影响，最后产生的能量都是不可估量的。了解自繁殖的产生过程，可以帮助和指导人们去控制和抑制人们所不需要的自繁殖过程，从而引导人们朝着有利的自繁殖方向发展。例如，控制论对于癌症的攻克就做出了巨大的贡献，其指导思想就是把癌症作为一个控制系统失调后被激发的自繁殖的过程，并采用控制论的方法建立很多种癌症的病理模型。自繁殖的过程也存在一些规律性特点。

（1）自繁殖的发生有一个临界值的前提条件，当临界值低于系统的变量时就会产生系统的崩溃。系统结构的稳定程度决定着临界值的大小，抗干扰的能力越强就越稳定，其临界值也就会越高。

（2）自繁殖系统的内部存在着一种具有因果关系的自动增长链。

所以自繁殖过程也被称为链式反应。

（3）具有自繁殖能力的系统并不是孤立存在的，它与周围的环境有着相互反馈制约的作用。

实际上，自繁殖系统发生的变量是不会无限增长和无限繁殖延伸的，它是系统在演化过程中的一种不稳定的阶段，利用这种不稳定也可以把它们从一个稳态结构推向另一个稳态结构。在钢琴教学中，由于各种外因和内因条件作用，学生在学习的各个阶段和环节的过程中都有可能发生临界值降低到一定程度的状态，使整个系统的运作停滞甚至崩溃。例如，学生由于在认识上的偏差，运用不得法的弹奏技巧和练习方法，且盲目地维持这些不当的音乐表现方式，在实际学习的经历和过程中，可能会导致整体演奏系统逐步趋向或走到崩溃的边缘，所反映的表现形态就是陷入某种无法自拔的困境。出现这种情况时，就需要教师因材施教，完全打破学生原有的运行系统，也就是旧的弹奏观念与方法习惯，挖掘和发挥学生潜在的、本能的可塑优势，来进行再组织和再创造出全新的系统结构，使整体的演奏系统趋向于新的稳定状态。

如果从心理学角度分析，演奏者完成演奏的整个过程是十分复杂和艰难的。所以演奏心理学发展成为一门专攻的学科。从系统方法过程的角度来看，就需要放弃一个旧的、不稳定的系统，并重新组建一个新的、稳定的系统。关键一点是要努力寻找各种方法来控制和抑制这种心理系统的自繁殖过程，在得到深奥而复杂的心理学理论的抚慰之前，也可以以一种摆正心态的方式对演奏心理的过程进行调适、抗干扰甚至是重新开始，使复杂的心理趋势逐步走向稳定的倾向，进行系统的重新组合。教师在准备钢琴演奏的过程中，首先要了解到会有某种不特定的力量有可能随时会影响到表演的过程，这是很自然的并且无须怀疑，但这并不代表我们要带着一种不安的心情来维持演奏过程。在日常的练习中我们必须不断尝试能够建立一种或一些良好的练习方法和演奏习惯，力求改善从身体机能到心理、情感等一系列的控制能力。同时调节心理对各种情况的应对措施，因为在演奏中达到绝对的、理想的完美几乎是不可能的，也是过于理想化的。只要教师在练习中不放过任何一个处理细节，在表演时以一种最平常的、不奢求的心态，可能会从公开表演的经历中获得意外的惊喜。有时教师可能会惊奇地发现，一个较为稳定和成功的表演，竟出自于一个稍感觉身体疲乏的状态，因为当在精力充沛状态下所激发出的身体各种应激反应，有可能无法引导出正常状态下的良好发挥。

四、黑箱方法在钢琴教学中的应用

所谓黑箱方法，就是通过考察系统的输入、输出及其动态过程，而不是直接考察内部结构，来定量或定向地认识系统的功能特性、行为方式，以及探索其内部结构和机理的一种控制论的认识方法。黑箱方法是较为独特的研究方法，也同样对应一种独特的认识论，因为人们在认识客体事物的一定阶段和过程中，对于复杂的客体事物还不能深入了解，对客体中的变化也还无法控制，除了可观察变量和可控制变量之外，还存在着大量的不可观察和不可控制变量。所以统称这种客体为"黑箱"。黑箱方法在现代科学技术和社会实践的许多方面都得到广泛应用。

（一）认识黑箱的方法

对于控制论来讲，任何一种客体"黑箱"的事物都和人有着直接的关系，它们被归纳为两种：一是客体对主体（人的认识）的作用和影响，以及主体所接收的客体的信息，用一种变量可以反映客体的输出，称为这个客体的可观察变量。二是主体对客体的主导作用，以及主体传递给客体的信息，也可以用一种变量来表示客体输入中的量，称为这个客体的可控制变量。简单地讲，就是人们可以通过可观察变量来认识客体，通过可控制变量来改造客体。并且通过客体和主体之间的反馈耦合（反馈和耦合都是自动控制的方法，是反馈控制和耦合控制相结合的方法），客体被改造的同时主体的精神活动也被认识和改造。所以，人们的实践过程就是这种反馈耦合的黑箱理论的实质体现。

在钢琴教学中，重视启发学生学习的整个过程，对无限的音乐表现和技术空间进行探索和开发，始终保持持续稳定的兴趣是关键。利用黑箱方法解析我们演奏掌握过程的各个细节是非常有利和可行的方法。比如，利用可观察变量和可控制变量的理论方法，研究丰富的音乐体裁、风格中的组织规律和构架方法等细节，以更真切地理解音乐的实质，具有明确的理论指导性。在对作品进行分析、理解、练习等过程中，为了增强可观察变量认识音乐客体的能力，在实际操作中不断地观察、挖掘、想象、切磋各种有特点的、变化的因素和内容，从学生对作品掌握的过程来看要比面对枯燥乏味的练习体验要容易和持久得多。

因为对于来自身体之外的各种信息，都是建立在有目的和无目的的各种条件反射基础之上，当人们处于乏力、困倦或注意力不专注的状态时，大脑受到抑制并很难从许多实际不相关的反应中脱离出来。巴甫洛夫曾根据对动物的实验反应提出著名的条件反射原理，他的追随者在之后的研究中又在原有理论基础上提出目的性反射。这种目的性条件反射也是一种典型的黑箱系统的体系，在开发音乐中的各种兴趣和兴奋点，可以利用这种条件反射，通过黑箱方法来开发和辅助学生学习和训练的各个环节，使之更加具有目的性和灵活性地运用综合的音乐知识过程，这种黑箱方法的辅助作用为教师提供了一种更深层观察决断的教学手段，在开发学生个性化的潜在能力、主观能动性以及可塑性等方面，提供了有理论依据的方法与条件。

演奏者通常在研习一部作品时，如果重视音乐处理的各种细节，如音乐风格、性质、结构、节奏、旋律、情绪变化等综合条件，过程中根据观察、理解与认识，所对应的音乐的组织、技巧的配合也具备周密的考虑和准备，这些条件融汇于学习过程中，就使头脑和机能更具条理性和协调性，使演奏中的音乐阐释和完成过程更具艺术性和逻辑性，达到真正的演绎目的，既缩短时间，也提高效率。演奏技巧同样在理解音乐过程中，随着新的音乐认识的更新，技巧的表现方式也需要随之调整，时有不断调适变换的倾向，每一个新的技术组合在反馈音乐所需要的声音内容的同时，也要根据音乐的预想和目的，进行合理性、反复性的试验与确认，如果能做到在每一次操作的过程中，都能够使头脑得到目的性条件刺激，并持续神经中枢的兴奋，这些刺激对于演奏者主体更加深刻与感性，甚至更具有趣味的意义，可以大幅度地提高练习的进程。无论这种趣味来自于演奏中的听、动、想、感受等哪些方面，针对不同个性的演奏者主体都有不同的适应性体验。在钢琴教学中，教师的责任就是要善于观察、发现和引导这些带有个体差异的体验。

（二）以黑箱方法为基础的钢琴教学模式

关于认识和认识的过程，实际上就是实践和理论结合后的无限循环过程。认识客观世界不能是直接的和主观的认识，而是需要通过不断的实践来检验主观认识，使认识不断走向真理。

1. 黑箱方法的认识规律与模式

从黑箱方法认识事物的规律看，无论是打开黑箱方法还是不打开黑箱方法，都分别是人们认识自然黑箱过程中的不同环节，它们以主客体之间耦合的方式相互作用、相互依存。一般来讲，人们根据黑箱所显示出的输入与输出的数据建立模型，并提出假设，这一阶段是运用不打开黑箱的方法。人们为证实模型来检验这种假设的阶段就是运用打开黑箱的方法。认识事物的过程必须依照这两个阶段的交替循环来验证的过程，认识的整个过程就是对模型的提出、检验、修改、再检验等过程的概括。通过建立模型，可以更直观地揭示人们认识黑箱过程的规律性特点。

反馈的结构中如果存在问题，就可能有新的情况显现：一种是使系统长期地停留在一种稳定状态，这种状态是远离目标方向的错误稳态，无论怎样调节都不能脱离这种稳态；另一种是系统不但不能接近目标，还可能在目标附近波动和摇摆。所以，人们所实施"实践—理论—实践"的认识过程是要具备一定条件的，如果没有前提保证，就很容易陷入不断地实践、不断地认识却总还是停留在一个错误的结果和周旋在一个误导的怪圈中。那么如果要避免此类问题发生，建立黑箱方法的模式必须具备以下几个方面的条件。

（1）要具备理论的清晰性和准确性，不能够模棱两可、似是而非。

（2）反馈调节的速度必须与客体变化的速度保持一致。

（3）防止负反馈调节系统出现反馈过度。

（4）尽可能缩小实践结果和理论结果之间的误差，加强"可判定条件"① 的准确性，并通过"范式"准则加以辅助。

可见，如果以黑箱方法的模式来解析钢琴教学中的实际问题，阐释钢琴教学中实践和理论的互为关系，并以此逐步从认识论的角度确立钢琴教学的循环模式，对于教师从科学的理论范畴提升和深化钢琴教学法理论具有深远的意义。其中强化缩小实践结果与理论结果之间误差的可判定性条件，对于判断钢琴教学模式中各种黑箱系统反馈耦合的正确与否都有着可靠的理论依据。

依据反馈实践理论中所强调的清晰性特点，就是指教师要运用一定的实践手段对黑箱客体施加影响，观察客体的变化结果，使理论的预期结果与客体的实际变化结果能够进行相互的比较，找出其中的差距，根据这种差距来修改理论。只有预期结果具备一定的信息量，才可以与客体变化的实际结果相比较，所以清晰性也包含理论所规定的条件、范围和局限，即使有些变化体现出概率性特点，只具备可统计的规律性，也不妨碍其理论的清晰性。所以，发掘事物变化的各种可能性，无形中加强了理论依据的信息量，信息量积累越丰厚，体现的理论清晰性越具有价值。

奥地利哲学家卡尔·波普尔提出的证伪科学很值得人们借鉴。他认为，科学是一组旨在精确陈述或解释某方面行为的推测性假说，但并不是说任何假说都是科学的，如果一个假说存在着一个或一组在逻辑上可能与该假说相抵触的观察陈述，那么这个假说就是可证伪的。也就是说，在认识事物过程中，可证伪性是一个先决条件，一旦与之抵触的观察陈述在实践中被证明为真，那么这个理论就需要受到严格检验，就很有可能被实践否定。但是可证伪性从某方面看也具有一定的局限性，并不是任何假说都可以满足，因为世界无限广博，许多事物并不完全具备可观察陈述的特点。例如，从钢琴演奏中最简单的体

---

① "实践—认识—实践"的模式中，实践结果和理论结果之间的误差，必须能够反映理论和客观真理的接近程度。误差越大，所反映的理论越不正确；误差越小，所反映的理论越接近真理。我们把这种前提条件称为"可判定条件"。

现就是在天时地利中很难确定推测性假说，必须在具备理论的清晰性特点时，才有可能达到被证伪性。

2. 钢琴教学的主体与客体教学模式

钢琴教师在教学中要具备严谨的治学精神与态度，教师的逻辑思维方式、艺术审美思想、音乐的修养与见解，甚至钢琴演奏的技术能力与音乐处理特点，对于学生学习专业道路上的成长与发展产生着不可估量的作用。教学方法的科学性、灵活性和可辩证性等，是能否做一名合格教师的判定条件。钢琴教师首先要有正确的观念，比如对弹奏概念的规范性认识、对音乐作品风格的理解把握、对丰富的钢琴技巧与弹奏法的运用、对声音概念的分析与应用、对教材教法掌握的广度与深度等。对钢琴教学中的方法与实践的科学性要不断探究、验证，经过证伪的认识事物过程与推敲，以确定正确的教学理念与施行措施。如果教师不负责任地把一些道听途说、似是而非或概念混淆、鱼目混珠的错误观点与方法奉为"真理"，或是个人教学的"窍门"，对于学生来讲不仅有失公允，更是不道德的行为。对于教师来讲，仅具备良好的态度与愿望还远远不够，提高教学方法的科学性、准确性、艺术性等，随时以证伪的精神提高认识，才有可能真正获得更高水平的教学，才真正称得上合格的教师。

若要成为一名合格的钢琴教师，就需要掌握科学的教学方法。钢琴教学中的教学形式与教学特点正契合于黑箱方法中的模式关系，教师与学生之间教与学的关系的主体和黑箱客体的循环互动关系，钢琴教学的过程就是一套完整的实践与理论检验之后再实践的理论循环过程。钢琴教学的整体教学模式作为一个教师的主观认识的主体模型，相对于作为黑箱客体的学生之间的结构模式也正是一个完整的认识结构模式，也是作为主体和客体在完整的教学模式系统中，在教师与学生之间各种复杂作用关系中，依据负反馈调节原理来体现二者之间的循环作用关系。这是一种对钢琴教学模型的提出、检验、修改、再检验的完整循环体系过程。每个学生都是一个完全的有个性特点的黑箱客体，有待通过可观测变量和可控制变量进行开发，有待通过理论反馈和实践反馈进行推论判断，在整体教学模式的系统中，是唯一客观存在的有待从中发现认识规律的载体。教师则作为认识客观事物的主体，保持在一种主观认识的状态，这种主观认识有时经过实践和理论检验的过程后可以得出相对正确的判断的理论结果。但由于认识过程的复杂性，在大多数情况下教师对学生的主观判断和认识存在着不一定符合真正的客观实际性，甚至还有可能相差甚远。这就需要教师针对学生的教学实践效果和总结出的理论结果的实际验证，来随时进行负反馈调节，在经过这种反馈调节后的再实践和再检验的过程后，所得出的理论和实践比较结果，才能够对教学模型具有真正的指导意义，这种指导思想为教师的再实践过程创造无限的可能性空间。这种经过实践和理论的反馈的黑箱认识过程，显然就是一种人们认识和探索真理的认识规律，也是控制论的黑箱理论的精髓体现。在认识学生这一黑箱客体的过程中，所采用的方法也可以分别运用打开黑箱或不打开黑箱两种方法，来不断交替进行对于主体教学模型的理论修改和再实践的过程，在实际教学中，无论应对的方法如何千变万化，都不能脱离这两种认识的模式，并更突出体现不打开黑箱方法的优越性。

3. 钢琴教学中理论与实践的认识过程体现

在钢琴教学中教师与学生的教与学之间的关系中，很多方面都充分体现了这种性质的认识模式，特别在教与学的教学模式中，钢琴教师作为认识的主体具有明确的主旨作用，兼具主动性和责任性。任何一名受教的学生都是一个有待开发的黑箱客体，通过打开黑箱和不打开黑箱方法的综合运用，通晓和剖析学生的基础与接受能力，以便教师更好地掌握教学方式的选择，使得教学方法更加得当、有针对性、有成效。当教师在倾听学生演奏的同时，要通过观察，斟酌学生的综合条件，从内在的艺术潜质、心理状态及天资秉性，到外在的协调能力及音乐表现特点等，进行全方位的分析评判。在教师授教的过程中，学生也要学会捕捉和重视老师所提示的知识主线、要点和方法的关键，积极地互动，从中理清解决问题的主要意图。教师在教学中的思路方法是否表达明确清晰，是否更有逻辑性，直接影响到学生的理解和接受程度，也是建立钢琴教学模式正常循环的首要前提和症结所在。所以，教师在教学的同时有意培养学生的主动性、自觉性和独立性，对于学生提高学习效率、加快进步的步伐是非常重要的。

　　钢琴教学和其他艺术门类的艺术传授方式非常雷同，有许多相通之处。教师在解惑的过程中，可能会存在这样的情况，使学生有时产生一些新的疑惑，在同样的一部作品中，其音乐内容阐释或演奏技法解析等，不同的教授或许提出一些不一样的观点或看法，特别是在音乐处理和艺术品位方面，体现一些见解的不同，这是非常正常的情况。艺术最大的优势同样也是音乐本身的特点，就是表达人的丰富内心或物景的繁多交错，同样的作品有可能产生相似的或者是截然不同的理解、感受和体验，这也是音乐的魅力所在。在演奏中，不仅要重视体会乐谱中作曲家或编者所指示的符号与标注，还要更进一步领悟所有提示符号之外的音乐语言，这就使得音乐的阐释更加精深与广博，对教师提出了更高的要求。其实教学中许多音乐处理与诠释的问题，常常并不是应该做还是不应该做，而是做得多还是做得少，或者做到何种火候和程度（是应当慢一些还是快一些，是长一些还是短一些，是强调一些还是弱化一些，是动感一些还是舒缓一些，等等）的问题。如果教师所提示的不够清晰明确，学生又缺乏归纳总结的经验，很容易把教师有分寸的要求做得过于放大，或者继续保持一种麻木和无动于衷。还有的学生更喜欢夸张的作风与追求极限的习惯，很明显是不可能做好教与学的配合的。这些类型的学生都需要教师调整教法策略，针对他们的要求做相应的折中或相应的强调。

　　教师应尽可能避免学生在演奏中各种夸张的元素，如夸张的肢体语言、夸张的声音、夸张的音乐表现等，都常常与心理和机体的紧张并驾齐驱，也很容易导致音乐成为不真实和不自然的赝品，这些现象都存在反馈过度的表现。但对于学生的良好音乐天分带来的充满想象的创造性演绎，要加以事实的鼓励，同时进行更加接近规范性与精确性的特殊引导。这两种情况有时会相似到仅差一步，如何评判定夺取舍，完全在于教师的个人把握，这与教师所具备的音乐审美与艺术品位的素质和方法的原则性把握有着直接关系。教师的素质从最基本的要求衡量，可以从他对音乐、作曲家的忠实程度中体现，但是从许多学生公开演奏或比赛的情况来看，所需要的忠实度经常不尽如人意，教师所担负的责任重大。从这一层面看，有时学生完全顺应教师的忠告，照猫画虎，也是不可取的学习方法。有的教师习惯给学生提出一些略显琐碎的要求，因为缺少逻辑性观点与线索，使学生背负起一些堆砌起来的概念，但却无所适从。很明显，教师缺少认识学生黑箱客体这个环节，针对学生的教学方法不对症。这种情况，学生也需要优化学习方法，从信息库中汲取养料，吸收、消化，并厘清真正的音乐目的，触类旁通，有些不甚理解的忠告暂时搁置，在之后的学习过程中逐步研磨领悟，也不失为一种学习方法。这种方法的目的，也是防止在教师与学生教与学过程双方反馈调节速度大于或小于黑箱客体变化的速度时产生认识过程的震荡现象。

关于钢琴教学中教与学之间的关系例子数不胜数，他们很切实地体现出黑箱方法的认识理论中的教师主体与学生客体之间的关系，这种关系也是以认识论中实践、理论、再实践的循环模式作为理论支持。这种黑箱方法的认识过程，在钢琴教学中提供可靠的理论依据，深入到教学法和教学模式中，具有更开阔的视野和可能性空间。如果对钢琴教学模式进行简单的定义，应当说钢琴教学的过程就是一个随时以负反馈调节为实践检验过程的动态的理论体系。它同时也给予人们一个浅显的启示，真理是依赖人对自然的认识、也依赖于人控制自然的能力，科学本身就是永远以围绕人这个核心进行探讨的。

第二节 钢琴演奏的教学与训练方式

钢琴音乐之所以能给人以美感，在很大程度上就是取决于不同演奏技能与方法带给人的无限遐想与美感。所以，在进行钢琴演奏时，进行钢琴演奏技能方面的教学与指导是较好地表现钢琴音乐的前提。

一、钢琴演奏技能的形成

（一）钢琴演奏技能形成的标志

1. 意识作用逐渐减弱，动作趋于自动化

在钢琴演奏技能形成之前，体现钢琴演奏技能要求的内部言语起着主要的调节作用。学习者完成每一个钢琴演奏技能动作，都要受意识的控制，稍有放松就会出现停顿或错误。随着钢琴演奏技能的形成，特别是达到熟练之后，意识控制大大减弱，此时的弹奏者只关心如何让弹奏更好地表现音乐、表现艺术，而基本上不再关注个别技能的弹奏，整个弹奏动作系统已接近自动化了。

2. 视觉控制逐渐减弱，动觉控制增强

在钢琴演奏技能形成之前，看谱和弹奏都是由视觉控制的，看一眼弹一下，即使是"背奏"，眼睛也无法完全离开键盘；钢琴演奏技能形成之后，特别是在熟练之后，肌肉的运动感觉在调节控制中占了主导地位，不看键盘任凭手指对键盘的触觉和手掌的空间知觉就能弹出流畅的曲子。

3. 准确、快捷、稳定、灵活

在钢琴演奏技能形成以前，弹奏动作多为笨拙地尝试，所以不准、不快、不稳、不灵活；钢琴演奏技能形成以后，由于弹奏技能的控制调节由视觉转向了动觉，而动觉的调控速度和精确性又都远高于视觉，所以弹奏就能够做到准确、快捷、稳定和灵活了。这是钢琴演奏技能形成的又一重要标志。准确就是能精确弹奏，能恰到好处地表现音乐艺术；快捷就是在单位时间内能够弹奏出更多的音符（如熟练的钢琴家每秒就可以弹出 16 个音符）；稳定就是能坚持弹奏的技术规范，不会因某种干扰而使技术"变形""走样"；灵活就是能在各种情境（含不利情境）中游刃有余。

（二）钢琴演奏技能形成的过程

钢琴演奏技能的形成是学习者经过练习而逐步掌握钢琴操作方式的过程，这个过程通常要经历三个阶段：

1. 认知阶段

认知阶段是钢琴演奏技能学习的开端，主要是学习者通过教师的讲解和示范，认识钢琴的构造、特性和发声原理，了解所要学习的钢琴演奏技能的动作要领，在头脑中形成技能操作表象，并在此基础上尝试完成一些较简单的钢琴演奏技能动作（如单音的五指练习，音阶、琶音的弹奏等）的过程。

这个阶段的特点是动作简单、机械，眼手顾此失彼，多余动作（如端肩、噘嘴等）明显，心理紧张，不易发现自己的错误。

2. 初步掌握阶段

初步掌握阶段，学习者弹奏技能已接近形成，他们将各种较简单的钢琴演奏技能动作逐步地联结成更大的动作系统，如弹奏一个音组、一个乐句、一个乐段或一首乐曲。不过，在此阶段，他们的动作联系还未巩固，有时在动作转换或交替之际会出现短暂的停顿，一些被纠正过的错误手型、指法等还时有反弹，因而弹奏不熟练、不流畅、不均匀和不平稳。

这一阶段的特点是弹奏动作已联结成了更大的单位，注意力已从外部认知转向动作的协调与组织，视觉控制逐步减弱，动觉控制逐步增强，多余动作逐渐消失，心理紧张度降低，发现自己错误的能力提高。

3. 熟练和完善阶段

这是钢琴演奏技能形成的最后阶段。此时，各种弹奏技能已按照乐谱的需要联合成了一个有机的整体并被巩固下来，各种动作的相互协调已趋于自动化，几乎不需要意识的参与，不需要太多地看谱看键，就能流畅地弹出乐谱的内容。弹奏的进行主要靠手指的运动感觉和手掌的距离感觉控制调节。这一阶段的特点是意识的参与降低到了最低限度，弹奏动作的熟练程度接近自动化，在面临演奏任务时轻松自如，没有技能负担。

（三）钢琴演奏技能形成的生理机制

对于钢琴演奏技能形成的生理机制可以用条件反射理论加以说明。按照这种理论，钢琴演奏技能的一切活动方式都是条件反射，整个钢琴演奏技能完成过程乃是一种条件反射系统。其建立过程是这样的：①当学习者看到乐谱时，乐谱作为一种刺激，会引起视觉感受器的兴奋；②这种兴奋通过传入神经（感觉神经）传至大脑皮层的视觉中枢；③大脑皮层的视觉中枢在对传入的乐谱信息进行分析综合后形成某种指令；④这种指令通过传出神经（运动神经）传至效应器——手、脚等；⑤手、脚等根据大脑的指令发出相应的弹奏动作。

以上便是一个弹奏反射的生理过程。不过，钢琴演奏技能是一种连续性的动作技能，其反射活动并没有至此结束。因为作为反射结果的"钢琴发出的声音"又成了新的刺激，它引起了听觉分析器的兴奋。这种兴奋沿着传入神经传至大脑皮层听觉中枢；大脑皮层听觉中枢对传入的声音信息进行分析综合后形成某种指令；指令经传出神经到达效应器——手、脚等；手、脚等根据大脑指令继续、终止、修正或转换相应的弹奏动作：这样，既形成了一个完整的反馈系统，也形成了一个由两个弹奏反射构成的连锁反应。这种连锁反应正是钢琴弹奏连贯性的生理机制。

弹奏连锁可以由多个弹奏反射构成：当多个弹奏反射经过反复练习而形成了锁链式的弹奏反射系统时，那就形成了"动力定型"。此时，只要起始的弹奏反射被激发，后继的弹奏反射就会一个接一个自动化地出现。这便是熟练弹奏的生理机制：条件反射是条件刺激引起的。条件刺激物可以是具体的（如乐谱、发音、教师的示范动作等），也可以是词语性的（如教师的指导语等）。所以，钢琴演奏技能的条件反射既可以由具体的事物引起、强化、减弱和消退，也可以通过词语活动引起、强化、减弱和消退。

二、钢琴演奏技能的性质

钢琴演奏技能是运用相关的知识、经过反复练习而获得的一种合乎法则的钢琴操作活动方式。相关知识的掌握是钢琴演奏技能形成的前提，练习是钢琴演奏技能形成的途径，规范动作方式的掌握则是钢琴演奏技能形成的标志。

（一）钢琴演奏技能的性质

钢琴演奏技能由以下五种成分构成。

1. 动作

动作，尤其是手的动作，但是这种动作不是单个的、孤立的，而是组合性的和连锁性的。例如，即使要在琴键上弹出一个单音，也包括了将手抬起、放下、落指、触键和支撑等的动作连锁。

2. 知觉能力

知觉能力，主要指视觉、动觉、听觉、触觉的辨识能力以及它们之间的协调能力。其中，眼手协调、五指协调、腕臂肘肩协调、手脚协调以及身体平衡等，对完成弹奏任务具有关键性影响。

3. 体质体能

体质体能，主要指耐力、力量、韧性和敏捷性等。正确的弹奏需要躯体—上臂—前臂—手指的重量和力量的结合，会消耗大量的体力和脑力，没有健全的体格和充沛的精力是难以支持的。

4. 冷静与放松的个性品质

冷静与放松的个性品质，主要指自制力、坚持性等，这些个性品质是钢琴演奏技能得以形成和顺利实施的心理保证。

5. 认知调控

认知调控，主要指注意、想象、记忆和思维的参与。离开这些，在钢琴演奏技能概念的理解、动作表象的形成、曲谱和弹奏法的记忆以及情绪、情感的表达上都会寸步难行。钢琴演奏技能是一种在神经系统的调节下，肌肉和骨骼的活动方式，而大脑则是进行这种调节的司令部，钢琴演奏技能绝不是可以完全脱离意识活动的纯动作活动。

（二）钢琴演奏技能的动作特性

钢琴演奏技能属于动作技能。动作技能可以根据不同标准进行多种分类。

（1）根据动作所涉及的肌肉和幅度的大小而将动作技能分为精细动作技能（如写字、微雕等）和粗大动作技能（如跑步、跳远等）。钢琴演奏技能属于精细动作技能，它特别需要手指肌肉的精细动作。这是幼儿学琴不宜太早的依据，因为在细微肌肉发育不够时，练琴可能会对手指造成伤害。

（2）根据动作是否需要操纵一定工具而把动作技能分为操纵工具的动作技能（如写字、画画等）和非工具操作的动作技能（如唱歌、游泳等）。钢琴演奏技能属于前者，这就决定了钢琴教学的内容必须包括对钢琴构造、性能和发音原理的认识、适应和驾驭。

（3）根据动作是否连贯而将动作技能划分为连贯性动作技能（如骑自行车等）和非连贯性动作技能（如射箭等）。钢琴演奏技能属于连贯性技能，它强调弹奏的连续和贯通。"连奏"固然如此，即使在弹非连奏音、跳音和被休止符隔开的乐句划分时，也要求做到"音断意不断"、旋律线的句感不断。

（4）根据动作技能表现过程中的情境是否有变化，可以把动作技能划分为封闭性动作技能和开放性动作技能。前者是指外部情境固定不变、动作始终如一（如发扑克牌、数钞票等），后者是指外部情境不断变化，动作也随着外部情境的变化而变化（如司机开汽车时随着路上行人位置和道路特点的变化而不断调整自己的动作方式）。钢琴演奏技能属于开放性技能，因为曲谱总是不断变化的，弹奏必须随着曲谱的变化而变化。正是由于这一特点，钢琴演奏技能才变得特别复杂和特别具有个性。

总之，钢琴演奏技能是精细动作技能，是钢琴操作技能，是连续性动作技能和开放性动作技能。了解这些，有助于对钢琴演奏技能性质的认识。

三、钢琴演奏基本法的教学

（一）非连奏的教学

非连奏（Non-legato）也称非连音，是一种各个音之间不相连接的演奏方法，是钢琴最基本的奏法之一。

1. 非连奏的要求

非连奏的主要要求是，弹奏时，音与音之间不连接，手指触键后要保留足够的时值，离键提起后再去弹下一个音。它追求的声音效果是清晰、明亮、集中、有颗粒感。非连奏在钢琴作品中应用极为广泛，而且与手指技巧发展密切相关。非连奏技术是钢琴基础教学的重点内容之一。教师应该长期、耐心地给予格外的重视。

2. 非连奏的触键要点

（1）提起：手臂放松、提起，肘、腕、掌、指也顺势带起，指尖离开琴键，指端朝下对向键盘。

（2）落下：随着手臂重量的自然下落，指端触键并牢牢立稳，下键要快，触键的刹那间有爆发力，手指的传力要十分集中。

（3）支撑：弹奏的手指在键上稳稳地站立，手指的第一关节和指尖（即接触琴键的指端部分）要牢固且有一定的坚硬度。手型稳固，能支撑肩臂传下来的全部重量。

（4）放松：击键发声后，手指不再用力，除指尖和掌关节需继续支撑外，其余部位都要保持良好的放松状态。

3. 教学重点

非连奏教学必须抓住三个重点：①指导触键：其基本要求是，音与音不连接，手的主要活动部位是掌关节。触键时，手指的力量要集中，触键的起落动作要大些，触键的速度要快些；触键后，手的重量一般不保持在键底，音值弹足后，就立即离开琴键再去弹下一个音。②强调支撑：要向学生强调，弹非连奏时，指尖和掌关节一定要牢固支撑；否则，指尖瘫软，第一关节凹陷，则会造成击键力量的散失，以致声音松散、疲软。教学中一定要高度关注第一关节，让其始终保持微凸状态，且要做到放松而不疲软，牢固而不过分紧张，把弹奏力送到指尖，把琴键迅速弹深、弹透。③强调放松：这里的放松是一个相对的概念，是指在手指触键的瞬间，不要将力量挤压，而是利用指端与琴键接触刹那间产生的回弹力将力量稍稍集中于前臂。

（二）连奏的教学

连奏（Legato）又称连音，是一种要求音与音之间互相连接的弹奏方法。在乐谱上，需要连奏的音符一般用连线（一条弧线）或Legato加以标示。

1. 连奏的要求

连奏的基本要求有：第一，弹第一个音的手指下键后要站稳，并做好将重量转移到即将弹奏的下一个手指上的准备；第二，手指的下键与放键要在同一个发力点上完成，做到前一个音与后一个音紧密无间、连贯自然，且无重叠之处，声音效果圆润、连贯。

2. 连奏的教学提示

连奏的本质要求是把音与音连起来弹奏。为此，教学中必须注意以下几个问题。

（1）触键与离键：触键时要注意发音的质量，让琴弦有充分的振动，使每个音都尽量具有良好的共鸣和延续。为此，教师应当提醒学生，每个音都要"弹到键底"，并要用低触键的方式弹奏。此外，还要掌握好手指离键的时间，必须在后一个键发音的同时把前一键放掉。不能放早了，早了就会形成空隙；也不能放晚了，放晚了就会造成前后音的重叠。这里特别提醒学生，要加强听觉监督，做到既不间断，又不重叠。

（2）"落下"与"提起"："落下"是"弹下去"的动作，"提起"是手臂提起的放键动作，非连奏和连奏都要做这两个动作。只是非连奏每弹一个音都要做这两个动作，而连奏时只在连线开始的第一个音做"落下"的动作，在连线内的最后一个音（即一个连奏过程完成时）才做"提起"的动作。换言之，非连奏是每一个音运用一个自然重量，而连奏是每一串（至少是两个）音运用一个自然重量。在连奏的"落下—提起"的过程中，做好手指的重量转移和弹好连线内的每个音符乃是连奏成功的关键。

（3）重量转移：重量转移是指把重量从一个手指"送"到另一个手指的过程，是实现连奏声音连贯、圆滑的关键，也是连奏教学的一个难点。在非连奏时，每个手指都是从上面掉下来的（垂直用力），没有重量转移的问题。但在连奏中，用哪个手指弹，手臂的重量就要立即转移到哪个手指上去。这不仅需要手臂的放松，而且还需要手臂通过和手腕的相应配合把重量从一个手指"送"到另一个手指（水平用力），让手指带着手臂的重量去弹奏每一个音。面对重量转移的问题，学生一般都会感到难以掌握，但是不掌握这个技术就学不会连奏。所以，教师必须对学生进行有针对性和创造性的指导，帮助学生渡过难关。

（三）跳奏的教学

跳奏（Staccato）即跳音弹奏，是钢琴演奏的又一种基本方法，常用于表现活泼、轻巧、欢快的乐曲弹奏。

1. 跳奏的分类及其要求

弹跳奏时，第一，手指贴近琴键，着力反弹，触键时间短，离键快。第二，每一个音都要单个奏出，极富弹性，音的规定时值不保持到底。第三，指尖特别牢靠，触键面最小。跳奏所追求的音乐效果是集中、清脆、明亮和富有弹性。跳奏，按不同的标准，可以有不同的分类，不同的分类自然有不同的技术要求。最常见的是按主要的动作部位分类。

（1）前臂跳音：这是主要用前臂力量弹奏的跳音，其主要特点是以肘关节为轴带动前臂，以指尖为接触点，向下快速击键，并借助键盘的反弹力迅速离键。

（2）手腕跳音：这是主要用手腕力量弹奏的跳音。其特点是发力及反弹动作的轴心都在手腕，通过手腕的放松而有弹性的上下动作，结合手指在琴键上的反弹力完成。

（3）手指跳音：这是用手指—掌关节的动作为主弹奏的跳音，其特点是利用手指第三关节（即掌关节）做小幅度的向下击键的快速动作。手指快速下键后，指尖要迅速支撑和传递力量，并利用指尖和第一关节与琴键产生的反作用力，迅速离键。

2. 跳奏的教学提示

教好反弹力与下弹力的触键方法：反弹力与下弹力触键是弹奏跳音时的两种重要而又常用的方法。

（1）反弹力触键：反弹力触键的基本要领是指端几乎挨着键面，静止、聚集力量；掌关节稳固；手腕突然向上发力，带动指端向下的瞬间触键、离键，同时放松。反弹力触键多用于相对孤立或相连不太紧密的跳音弹奏，既可强奏，也可弱奏。教学中常见的问题是学生在弹奏时手臂僵硬，触键时手指松散，致使弹出的声音干硬而缺乏弹性。教师应加强针对性指导。

（2）下弹力触键：下弹力触键的基本要领是手指与掌关节保持稳定，做好触键准备；用手腕抬起（不是带起）手部，然后结合手部本身的重量迅速下弹；指端在刚一触及键面时就立刻反弹回空中，并立刻放松。下弹力触键多用于音符比较密集的连续时的弹奏，一般不宜强奏。在下弹力触键时，下键的速度越快，跳音的力度就越大；指端与键面接触的时间越短，声音也就越短，越有弹性。

要强调关注音符的时值，在跳奏中，音符时值是反映跳音特质的一个关键因素。跳音的音乐效果的一切方面无不与之相关，所以，密切关注并能随时奏出跳奏音的应有时值，乃是跳奏成功的关键一环。所谓"应有时值"，当然是指乐谱上由跳音符号标识的"二分之一"或"四分之一"，但这只是一种相对的概念，一方面这很难精确做到；另一方面，艺术不是数学，它得靠演奏者对作品的艺术理解和艺术感觉决定，是个性化的，不能千篇一律。为此，教师在指导学生时不必要求学生计算时间，但必须要求学生不违背一般的技术要求：如将跳音弹得短促一些，将小黑三角标识的音符弹得比小圆点标识的音符更短促一些，而且要干脆、利落等。

学生的初期表现往往是趋向两极的，要么是"短"不下来，要么是"短"得过分。这需要教师不仅从技术层面上，而且要从艺术层面上引导学生，做到"心—耳—手"的统一：心中要关注，耳中要分辨，手上要调适。

3. 注意动作的连贯性和内心的旋律感

在弹奏跳音旋律时，虽然音与音之间是"断"的，但内心应该有连贯进行的旋律感，不能把一个个的音孤立起来，那会造成一种"只有声音，没有音乐"的弊端。为此，有必要通过适当的唱奏来促进旋律感的形成。

此外，还要强调跳奏动作的连贯性，尤其是在弹奏连续跳音时，前一个音跳起来的动作就是下一个音的准备动作，若没有连贯性．手臂就不容易放松，这样既会影响跳奏的音质。也会影响音乐的流畅性。训练跳奏动作连贯性的主要办法是"多练"，通过"多练"达到熟练，唯有熟练才能在那一个个的"断"的动作之间架起"连"的无形桥梁。

四、钢琴练习法的教学

钢琴演奏技能是以练习为基础的一项习得技能，演奏者需要通过大量的练习来掌握这种钢琴演奏技能，但并非人人都能取得良好的练习成果，因此，教师便对整个练习过程起到了非常重要的指导作用。

（一）明确练习的目的和要求

每一种钢琴技能都会有特定的规范形态，而为了掌握这些规范形态，就需要特定的练习标准，学习者需要根据这些形态及时调整自己的练习方向，从而掌握这些形态的特点，才能够更加快速和高效地提升自己的水平，只有明确了自己的目标和学习方法，才能更大程度地激发自己的学习潜力。在练习过程中需要有明确的目的和清晰的学习计划，而且最重要的是重复练习，这与简单的重复动作不同，简单的重复动作，不仅不利于钢琴演奏技能的掌握，还会使学习者陷入被动学习的窘境。根据实验表明，目标的明确与否，在很大程度上决定了所需练习时间的长短，只有进一步明确练习目标和练习标准，才能够更加高效地进行钢琴练习。教师在学生练习钢琴的整个过程中，可以提供以下三点帮助：首先，解释钢琴演奏技能所包含的各种规范形态。其次，告诉学生要达到规范形态的前提。最后，每次练习必须要限时。

（二）形成正确的动作表象

练习者在进行钢琴练习时，大脑会对动作进行指挥，并且在头脑中形成与此相对应的动作表象。这是指挥练习者做出相应技能动作的必要前提，钢琴演奏技能的动作表象是在学习过程中，大脑自动对教师的动作加以记忆，以便在课下指导学生进行练习，这对钢琴演奏技能具有十分重要的指导作用。教师在教学过程中的正确规范对整个动作表象有很重要的影响作用，教师可以通过录像或者实际弹奏来进行示范教学，无论是哪一种教学形式，都必须要注重以下几点：①言语需要和动作统一结合，以便学生充分理解动作；②示范动作的演示速度要放慢，以便于学生获得准确完整的动作映象；③如果是较为复杂或是快速的动作，需要分解示范，将全部过程分解成较易理解的小动作，最后再进行统一整合，整个过程即为：整体—分解—再整体；④引导学生观察示范动作，使学生能够快速的观察到动作与动作之间的差别；⑤如果是采用录像模式进行教学，则需要注重时间的长短，不可以让学生以一种"看录像"的心态来学习，从而转移了关注动作的注意力。

（三）从视觉控制向动觉控制的转化

形成钢琴演奏技能的标志就是由视觉控制钢琴演奏动作转化为动觉控制主体，这对钢琴演奏的敏捷性、灵活性和准确性有着更高的要求。钢琴练习者必须要完成这种转化过程，才能进一步提高自己的演奏水平。在学习初期，教师应当培养学生多看乐谱少看手的习惯，尽量让手指不在视觉的引导下进行演奏。在练习中期，需要学生自主体会这种手指的运动感觉，比如：手型、指法状态，指关节的支撑感觉，指尖的接触感觉，手指平均重量的把握，腕关节掌关节的支撑程度，以及移动幅度等，加强这些感觉的培养能够促进转化过程的效率。后期，学生需要达到不看手也可以完成演奏的程度，跟着运动感觉进行演奏，使动觉在整个钢琴演奏动作中起到完全掌控和指导作用。

（四）科学地选择练习方式

1. 慢速练习与快速练习

钢琴演奏和钢琴演奏练习存在着较大的差异，钢琴演奏练习的目的在于寻找指尖触琴键的感觉和声音，并且有利于提高技术水平，形成良好的练习习惯，因此练习者在练习时需要将快速练习与慢速练习统一结合。慢速练习注重的是动作的细节、弹奏方法以及技术难点等，无论是多高难度的技术，只要将练习速度放慢，就可以从细节上解决难题，随着练习水平逐渐提高，会从慢速练习过渡到快速练习，但是在快速练习中也会遇到更加困难的问题和技术难点，这还需要回归到慢速练习，从细节上解决，从而克服这些困难。慢速练习具有一定的针对性和选择性，并非所有的乐句和乐谱都可以采用这种练习方法，更多的是要将慢速练习与快速练习统一结合，两者共同发挥效用，进而提高练习者的演奏水平。

2. 整体练习和部分练习

整体练习是将乐曲完整地演奏，并且忽略乐曲的长短，进行重复练习。这种演奏方法缺乏一定的针对性，只注重整体，忽略了很多重要的细节，不仅不利于练习者提升演奏技能，甚至会形成错误的练习习惯。所以，如今更加提倡使用部分练习的方法，这主要是对乐谱中的乐句进行分解练习，从而提升注意力。比如，在练习曲子时，可以更加针对性地进行分解练习，对较为困难的部分加大练习力度，而简单的部分可以进行少量练习甚至不练，攻克难点后，再进行完整练习，从整体的角度把握整个曲子的贯通和连续。

3. 单手练习与双手练习

单手练习，也可以称为部分练习，双手练习也为整体练习。单手练习主要是将双手进行轮换练习，可以先练左手，后练右手，当一只手的熟练程度达到一定的标准后，再进行轮换，当两只手都可以较为熟练地演奏乐曲时，就可以进行双手练习。

这种单手练习的目的主要是为双手练习打下良好的基础，如果单手练习都无法达到一定的水平，那么双手弹奏更是遥不可及。单手练习有利于集中注意力和避免错误，是双手练习的基本前提，所以单手练习更像是一种基本功。单手练习是为双手弹奏做准备，当练习者单手已经达到了较高的水平时，应当及时地转换为双手练习。

与单手练习不同的是，双手练习需要左脑和右脑统一配合，如果在练习初期出现了错音、错拍、错指法的问题，还需要着重加大单手练习。所以从练习的整体过程来看，分为有分有合、分合交替两种。

4. 分声部练习与合声部练习

分声部练习称为"部分练习"，合声部练习被称为"整体练习"。这与以上所提到的单手练习和双手练习有异曲同工之处。分声部练习主要是按照乐曲的层次不同，对声部进行针对性的练习，在练习时，练习者需要将乐曲中某一声部的难点全部攻克后，再进行其他声部练习。这样可以逐一进行分解练习，使每一个声部都达到较高的水平，之后，再进行整体的合练，也就是合声部练习，这种练习方法可以针对那些较为复杂、声部较多的钢琴曲，而这种声部练习不仅仅要应用单手和双手练习，还需要两者的统一结合、分合交替，才能够更精准地掌握整体乐曲演奏。

5. 身体练习和心理练习

钢琴演奏技能的根本途径是进行身体练习，这种练习方式是在躯干和四肢的统一协调下进行的，而心理练习与身体练习存在着较大的差异，心理练习是通过大脑和记忆，将老师所教学的示范动作，在脑海中进行重复演练，这种心理练习方法不受时间、地点、器械的限制，所以可以随时随地进行演奏。学习者在大脑中形成的弹奏过程，包括指法、触键、渐强、渐弱、渐快、渐慢、低潮、高潮等表现要素，均会呈现在大脑中。身体练习和心理练习的关系十分密切，两者相互作用，相辅相成，心理练习是身体练习的基础条件，但是对身体练习又有着指导和加强作用，两者统一结合，可以更加高效地提升练习水平。比如在上场演奏乐曲之前，可以在大脑中设想乐曲演奏过程，从而提前做好准备，有助于把握乐曲整体的节奏和速度。

（五）合理安排练习时间

1. 分散练习和集中练习

分散练习是指具有一定时间间隔的多次练习，也可以理解为分次练习，比如，青少年学习的最佳时间为一小时，若采用集中练习的方法可以一天练一次，一次为一小时。若要是采用分散练习方法，可以让他每天练两次，每一次 30 分钟，或者每天练三次，每一次练 20 分钟。这种分散练习主要体现的是多次练习，而且有实验证明，分散练习的练习效果要比集中练习更加优异，这是由于长时间集中注意力，导致大脑神经细胞疲惫，大脑兴奋度下降，从而引发保护机制，但是由于分散练习时间较短，所以并没有这种负面影响，在采用分散练习时，练习者可以利用间隔时间休息，或调整自己的状态。所以当前较为普遍使用的方法为分散练习，即使是成年人，最好的练习时间也为一小时，之后就要适当地休息，补充精力，调整状态，为后续的练习做准备。

2. "100% 的练习" 与过度练习

"100% 的练习" 被定义为刚好能够掌握某种技能所需要的时间和次数。比如练习者在弹奏乐曲时进行了五次练习，刚好可以将乐曲完整无误地演奏下来，所以第五次就可以被称为 "100% 的练习"，这代表学习者已经会弹奏乐曲，但是不够熟练，如果不继续练习，则会有所退步。所以"100%的练习"并不意味着终止练习，还需要追加练习，而这种后续的练习量则被称为"强化练习"。有研究人员认为，动作技能比心理技能更加容易被记忆，这是由于动作技能是经过过度练习才形成的。但是过度练习，也需要适当的练习量，过少则无法巩固熟练，过多则会导致浪费时间和精力，最佳的练习量是在50%到100%之间。举例来讲，乐曲如果在第五遍时就会弹的话，那么再进行三遍练习就可以，但是如果想要达到熟练的程度，还需要更多的练习。熟练并不意味着可以终止练习，为了使自己的水平更上一层，还需要后续的更多练习。

（六）充分利用反馈调节

练习者在练习乐曲时，要充分利用反馈调节机制，通过反馈使练习者熟知自己练习过程存在哪些缺陷，以及演奏动作的不足之处，然后，可以针对性地进行提高、纠正错误，在练习过程中，教师可以辅助学生取得一定的反馈信息。

反馈被分为内部和外部两个方面。内部反馈是指学生对手指运动的直观感受和熟悉程度，外部反馈是根据教师的学习成果评价，从而了解自己的学习效果，把握自己的学习进程，弥补不足。反馈调节可以根据反馈信息，更加有针对性地对学生进行指导和教学。

反馈调节有及时和延后两个方面，弹奏乐曲是连续性的动作技能，手指的各种动作之间相互制约、相互作用，所以需要及时获得反馈信息才可以避免出现错误的动作，从而减小对之后动作的负面影响，以保证演奏的顺利进行，所以钢琴弹奏技能需要及时的信息反馈。

教师在对学生进行指导时，要给予最大的鼓励和支持，激发他们对钢琴的热情，养成良好的学习态度和练习习惯，为他们之后的学习打下坚实的基础。

（七）正确对待"高原现象"

对于出现"高原现象"的学生，首先，教师应该弄清学生在建立新动作结构和方式方法时所遇到的困难，找出症结，然后用"部分练习"的方式集中精力帮助学生渡过难关。其次，应该关注学生的精神状态，采用适当的方法激发学生的热情和兴趣，增加学生的信心和决心。最后，在选用练习内容时，要注意将基本练习、练习曲和乐曲适当交替，以免长时间缺乏音乐性的枯燥练习伤了学生的学习动力。

五、钢琴演奏技术与训练

（一）钢琴演奏触键技术

1. 演奏准备动作

演奏的准备动作非常重要，这种演奏的准备动作称之为"挥动"。

"按键"这一术语是不确切的。对这一术语按字面理解，会产生一系列错误的要求，诸如把琴键按到底部，被迫长时间地使琴键保持这种状态，乃至在琴键上进行"颤动"。所谓"按"应理解为一种外力的均匀加速作用。假如以缓慢的均匀加速动作按压琴键，那么就会得不到任何声音。而把琴键按到键盘的底部，这已经是琴弦发声之后的事了，因此这是一种徒劳无益的工作，只会妨碍弹奏者其他的动作。因为断连在半途中已经完成，所以手指下一步的动作，由于上述琴键的机械规律，只能是补充性的。

挥动要求有以下三个因素。

（1）坚实的基础。首先是在琴前正确的姿势，包括舒适的凳子和良好、正确的坐姿（坚实的基础对于某些体育项目来说也具有同样重要的意义；比如在松软的土地上掷铅球和抛铁饼，在弹力很大的垫子上进行拳击，都不可能获得良好的成绩）。

（2）富有弹性的支柱。在钢琴弹奏中能起富有弹性的支柱作用的，也和在一切劳动中一样，是整个的躯体。铁匠打铁时，在敲击之后从来也不压紧铁锤，而相反的是让铁锤自由地弹动。琴键也有弹性，产生所谓的"反冲力"，弹奏者的任务是设法消除这种反冲力，否则这种反冲力将会妨碍下一次弹奏的准备工作。琴键的反冲力不被察觉地为手臂关节的弹性所克服。不过，整个躯体也都参与这一动作，因此演奏时双脚的支撑非常重要。（对这种状态的错误解释会导致一种错误观点，似乎双脚的支撑可积极协助弹奏）

（3）积极地挥动肢体。为使机械毡槌发挥作用，必须有积极的挥动。这点必须特别强调，因为许多人把实际完成的动作完全想象成另外一种样子：如有一些观点认为，为了发音，只要把手落在琴键上即可，由手指"柔和的选择"而弹出声音；或者说，为了取得动听的音，只要求按键。借助于一定的比喻和联想可以建立适宜的心理条件，以得到正确的挥动。但是任何情况下，都不要把这些比喻同动作本身的描述混淆在一起。

毡槌是通过手指同琴键的贯通接触，或通过非贯通接触才能发挥作用。在贯通触键时，我们的手指似乎是整个手臂的延长，换句话说，手指好像是"粘"在琴键上。在这种状态下可以产生"抓住"琴键的感觉，仿佛是琴键本身在琴弦上演奏。这种感觉只有当动作来自肩关节时才可能完美产生。但是肩关节不可能完成快速动作，因为快速动作或者是由下臂或者是由手指参加来完成的。自然，后者的积极工作会使纯粹的贯通触键成为不可能，因为动作刚刚开始，同琴键的接触便中断了。弹奏的力量愈大，手指就被迫抬得愈高，这种情况便愈发使接触时间缩短。因此，不论贯通触键是一种如何完善的发音方法，但是总归还要，而且是经常要运用所谓的"非贯通触键"法。使用后一种方法时，手指和手臂同琴键不是"浑然一体"，而仅仅是弹奏琴键，琴键则将惯性传导给毡槌。

将非贯通触键和贯通触键做一对比，便可得出以下结论，在贯通触键时：①积极挥动器官——上臂的运动要适应于琴键的运动，以保持"抓住"琴键的感觉。②手指始终同琴键处于接触状态。③琴键的速度是逐渐增强的，因为从动作一开始，积极挥动器官便贯通于琴键。

非贯通触键时：①手指或下臂的运动与琴键运动的方向不一致。②在动作的开头，手指与琴键不发生接触。③积极挥动器官在触到琴键时已经具有较快速度。一方面这会造成刺耳的上方泛音，另一方面减低弹奏的自如感，从而影响适度的音量，和正确的力度处理。

非贯通触键法最明显的缺点是在动作的开始时手指与琴键不发生接触。许多人试图用限制手指积极运动的方法来克服这个缺点。他们的意见是：手指没有弹奏琴键时，也应放在键盘上，这样有利于手指的直接挥动。事实上，由于手指不间断地接触琴键，非贯通触键法的第②、第③点的现象一般是不存在的。但是，手指和琴键的运动方向仍然不一致。除此之外，较大幅度的动作、手指肌肉较为紧张工作所产生的能量也消失了，代之以手指肌肉的相对软弱状态，这可能减低手指的流畅性。最后，也不应放弃因手指抬高程度不同而产生的音色效果。

通过以上论述，不使用非贯通触键法是不可能的。也就是应当设法使它尽可能同贯通触键法相近，尽可能克服它的缺点。手指或手臂不应超过取得应有音色所需的高度。此外，必须最大限度地使积极挥动器官贯通于琴键。当然，这会使积极挥动器官的运动减慢或者受阻。受到制动时，为了完成动作，就需要肌肉更为紧张的工作，同时也就要求更为果敢的冲动，这种冲动与对乐曲的融会贯通直接相联系。归根结底，非贯通触键法相应的制动作用，总是演奏者对乐曲理解的结果。

2. 演奏制约动作

钢琴弹奏的动作是对抗肌相互平衡的结果。如抬指时展肌起主要作用，但是屈肌又可根据我们的意志起到不同程度的制约作用，以阻碍展肌的活动。以后，就把对抗肌的阻碍活动称作制约。肌肉自然紧张的结果使得我们的每个动作都伴以某种起码的制动。例如，手指已经抬至不再用力的时候，仍然存在着制动，虽然这种制动已很微弱。

在钢琴演奏制约动作中，制动是一种有意识的行为，它根据制约程度的增高而得到加强。抬指时，屈肌缓慢地，"收缩末梢"极其紧张地进行阻挠（如同拔河比赛一样），借助于制约，贯通触键法和非贯通触键法之间的差异可得到平衡。增强阻碍作用之后，可以使挥动器官更容易地获得"粘"于琴键的可能性。因此，在演奏时应使每一动作都尽可能受到制约，但需要注意的是，任何时候都不应将这种制约理解为单纯的肌肉活动。在讨论适度的音量时，其内容是，发音时使用的力量应同听到和理解的旋律特性相称。就是手指弹奏时强一些或弱一些。完全取决于所要演奏乐曲的各个音的要求，演奏者愈是准确地遵循旋律标记，制约的准确性便愈增强，随之，音量等级便愈增多，表情发展的重要条件便愈丰富多彩。

3. 演奏中的重量效果

在钢琴演奏中，下键速度愈快，其抗力即反冲力便愈强。如果不注意平衡这种反冲力，不随同弹奏力量去增强支撑点的抗冲弹性，琴键的反冲力就会使积极挥动器官移位。比如，当手指成为积极挥动器官时，为克服反冲力，必须有手臂和全身参与，这会使手腕不离开手指积极工作所要求的位置。

反冲力的平衡使得挥动器官的活动得到补充，并变得稳固起来。由此形成一种感觉，似乎这是借助于手臂或躯体重量实现的，因此可以把上述活动称为重量效果，或重量补充："重量效果"这一术语从物理学的角度来说是不正确的，因为这里并不是指真正的重量，仅仅是指增强弹力支柱的抗冲力而言。成为真正的重量效果的条件应是这种效果的经常作用，即它不仅在挥动时刻，而且在两次挥动之间都应起作用：毫无疑问，这样一来琴键本身的重量只要稍有增加，便会使手指粘于琴键（矿工击锤，也要对手中工具的反冲力施以弹性抗冲力，如果对它的敲击仅仅补充一下重量就够了的话，那么就不需要弹性抗冲力，而仅仅增加某种消极的重量即可）。

从心理学角度分析，"重量效果"这一术语则比"抗冲力"一词要妥当一些，因为后者可能使人想到一种紧张的痉挛状态。"重量效果"的定义更近乎不受拘束的感觉。"手臂由肩部下垂，用手指弹奏"——这是一个不准确的定义，但弹奏者却可以借助它找到手臂的正确工作方法。不过应当注意，手指在任何时候都不应是消极的，因此运用名副其实的"重量效果"，也就是"按键"——这是不可能的。

4. 演奏中的音量调节

钢琴演奏时的音量大小同毡槌的运动速度成正比。从根本上说，音量取决于引起琴键运动的动能量。动能量同运动量以及速度的平方成正比。因此，或是增强运动量，或是提高运动速度，就可以加强动能量。

翻译成"钢琴"语言就是声音可以用两种方法得到加强：①增加运动量，就是使下臂或手部代替手指进行挥动；②增加积极挥动器官的运动速度，也就是更迅速地、更强烈地弹奏。然而这里有一个问题，即在哪些条件下能够最大限度地运用积极挥动器官的能量来发音。

　　下键的速度在断连时刻应是最高的，因为断连之后，琴键同毡槌即已失去联系，就是琴键已不能再左右毡槌的速度，因此也就不能再左右所弹的音了。只有断连之前加于琴键的动能才可以变成声音。积极挥动器官的速度在同一弹奏过程中也可发生变化。开始时加速至应有的限度，然后减速。这样，进行挥动所要达到的最大音量，只是在我们的挥动器官达到最高速度时，即刚好在断连时刻才能获得。当然，在非贯通触键时，琴键会突然成为挥动器官加速的障碍。尽管如此，积极挥动器官在受阻之前达到的最高速度时刻仍可产生最大的能量。如不能达到这点，毡槌承受的速度就要比较小。

　　通过论述可知，使用同样力量弹奏时，手指的活动轴心即整个手部离键盘远近不同，取得的音量也不相同。手指活动轴心越近，音量也就越强，但这只是以手指的最高速度和断连点重合为限。太近了，音量也会减弱，从而使得钢琴演奏家不管怎么用力，不管怎么"挤压"琴键，钢琴都不会发出更强的音，仅仅会增强不悦耳的下方泛音而已。音量调节最重要的方法就是将活动轴心移近或移远。这点可由运用不同的抗冲力而取得，从而使得抗冲力的调节、重量效果对于显示力度的强弱差别也有意义。

　　5. 演奏中的力度调节

　　在钢琴演奏中，重量效果在力度形成中的作用随着速度的加快而增强。在快速弹奏中，要想制约每一动作几乎是不可能的；甚至微细的动作也要借助于手臂抗冲力即重量效果的变化（快速弹奏一秒钟可达十至十四下，在这种速度下，不可能足够准确地单独注意到每一次弹奏）才能形成。但是，随着速度的逐渐减慢，制约每次的挥动便愈来愈重要了。慢速弹奏保持音时，相应地突出力度标记只能运用贯通触键法。这时，重量效果的作用已降至最低限度，但也不可完全忽略它，因为慢速弹奏中的力度色彩更为突出，错误也就更容易察觉。

　　快速弹奏中对力度标记稍有背离之处，较难察觉，但是如欲达到良好的音乐表现，在这里也只有运用形成完全准确的力度才可。有一种观点认为在快速弹奏中只有平稳才是重要的，对此应予以坚决驳斥。

机械性的弹奏，哪怕只是快速中的机械性弹奏都只能导致非音乐的、没有感情的表演。即使在快速弹奏中，敏锐的力度也是音乐表情的前提。

（二）钢琴演奏中的肢体运用技术

1. 手指运用技术

在钢琴演奏中，要求手指具有灵活性。"灵活"就是灵巧、活络，具体来讲，需要做到手指快速在琴键上移动。在这项能力的训练过程中，要着重注意两个方面。第一，触键速度要快。不仅包括快速下键，还要做到快速离键，二者是同等重要的。在一些初学者的弹奏中出现这样的情况，弹下去后手指往往"粘"在了琴键上，这是由于没有及时离键，最终导致声音不清晰，是极需避免的错误。第二，低指触键。在前面谈到手指独立性的训练中掌关节抬起幅度应该大一些，可是一旦速度加快时，就不能再像之前那样抬高手指弹了，否则一定满足不了乐曲表达所需要的速度。所以正确的方法是低指贴键，最小、最少的手指动作，弹出轻巧、清晰、具颗粒性的声音。

2. 手腕运用技术

钢琴演奏时需要较大的力量，力量从肩部发出，通过手臂、手腕到达指尖。手腕是力量传送的枢纽，为了保持力量畅通，应当把手腕训练得柔韧而有弹性。这里的"弹性"是指可以纵向、横向运用自如的弹性，柔和而坚韧。

3. 手臂运用技术

手臂在钢琴弹奏中发挥了极其重要的作用，用最自然、最简单的五指原位基本手型进行弹奏时，为了使五根手指都能获得肌肉力量，就需要手、手腕、手臂都相应地做纵向和横向的调节动作。只是在运用1指时，手腕和前臂位置稍低，而用到3、4、5指时又需要将手腕和前臂逐渐抬高。

手臂的运用一般在音响效果需要有较为辉煌、豪迈的气势时，靠的是腰或肩关节来发力。众多的乐曲中需要手臂的运用，需要运动大臂并将力量集中到指端，发音后也同样需要迅即放松。钢琴弹奏的力量是从肩部下来的，手臂应该起到控制手的重量的作用，积极调动整个胳膊的运动。手臂的运用，在力度大的八度以及和弦弹奏中比较广泛。

4. 上臂动作与肩关节协同运用技术

（1）重量补充时的统一动作。在钢琴演奏中，需要提供重量补充的经常都是一组音，而不是个别的音。重量补充的大小和配置，经常都是由乐曲的内容决定。它随时都随着力度色彩产生变化。伴随着旋律的变化，重量补充越敏锐，演奏就越丰满而鲜明。手臂的补充动作或反冲动作的变化，大多不采取跳跃或阶梯式的方式，而经常都是均匀的（如同渐强和渐弱一样）。诚然，单个音的弹奏要带有精确的力度差异，但这种差异只是总强弱中的层次而已。弹奏时的力度均匀，不是指物理学意义上的均匀，这只不过是力度比较和缓的，有限制的波动。要想使声音获得均匀的力度，唯有通过改变重量效果的办法才能达到。众所周知，因为高音比低音要弱，因此为了圆滑地奏出不同高度的音，就要求使用不同的力度。由于力度标记变化是连续不断的，通常需要提供重量补充的就是把较大的片段（比如像半个乐句）统一起来的动作。甚至当单个的音也用上臂弹奏时，也可以看到这种统一。例如，莫扎特的《C大调奏鸣曲》主部的主题。对于断奏来说，统一动作的作用与连奏是一样的，因为力度的形成，即使进行断奏时也是借助于统一的动作而实现的。

在音阶的弹奏中统一动作的作用尤为显著。手指每采取一个新的姿势，似乎都适于把统一动作分解开，可是实践表明的则正好相反，即使弹奏包括了乐器整个音域的音阶，也必须以一个统一的动作来进行，因为我们把这种音阶看成是一个统一的整体。按照不同的姿势不断重新配置新的统一动作，会破坏音阶的统一，会使它变得不均匀。只有用一个大幅度的统一动作，使音阶融合成为一个统一的音乐整体，才有可能达到均匀和良好的音响。

重量效果所必需的细微变化，不可能以僵硬不动的手臂来进行，因为这样很快就会使手臂被钳制住，而手臂处于这种状态，自然不可能敏锐和准确地调节反冲力。

如果该音阶使我们有可能广泛使用手臂的动作（如八度半音阶），那么统一就不要求很多的个别动作，并且很难察觉到统一动作。相反，在白键上弹奏八度时，手指自然降落，不要求手臂的辅助动作，因而统一的动作就很容易察觉出来。

（2）慢速练习时的统一动作。慢速练习不削弱统一动作的作用，但实现难度较大，因此比按正确速度演奏作品或个别的经过句时需要更集中注意力。在慢速练习时，由于重量补充是最低限度的，就仿佛感觉不到上臂动作的必要性；感觉只依靠手指和下臂的积极活动就足够了。然而事实上，上臂的反冲动作在这里也是应该存在的，因为整个手臂就像一个有弹性的支柱一样在发挥作用。诚然，使积极挥动的器官的转动轴离开琴键越远，所要求的反冲力就越小，但是这种反冲力任何时候在一定程度上都是必需的。因此，即使是慢速练习时，统一动作也应该存在；况且在放慢了的速度中与乐曲的紧密联系正是靠统一动作来保证的，因为由于放慢速度而加大挥动的幅度，会造成对音色和力度的破坏。

（3）两者配合动作。统一动作完全取决于乐句的划分，它适用于任何一种速度和任何一种触键方法。相反，配合动作则被动作的机械性所制约。这种动作的任务是配合键盘各个不同音区，寻求手指弹奏时最适当的状态和调节泛音效果。例如，手臂的配合动作可以调整重量的差异，这种重量差异的存在，是由手指的长短不一而造成的。在均匀地重复同一个分解和弦时，手臂以相同的纵向动作起着辅助作用。即如开始时向下，结束时向上的动作，会使短小的拇指和小指接近琴键，这在很大程度上减轻了这两个手指的工作量。

当手指的方向与起作用的（所使用的）力量方向相吻合时，才能将手臂的力量（简单些说就是手臂的重量）最有效地传递给琴键。拇指和小指与手臂方向不一致，本来就已经很显著了，因此继二、三指之后，当四指和五指弹奏的时候，就以外转来减轻手臂的配合动作；当二指和拇指弹奏的时候，就以内转来减轻手臂的配合动作。

通过回转的办法使重心移位，在肩部进行积极挥动时尤为重要：比如说，如果这种挥动是通过五指传递给琴键的，那么整个手臂的重量就会通过加大外转的办法对它起辅助作用。因此，当五指仿佛作为整个手臂的继续和延长而进行弹奏时，那么它就得以侧面触键（有人以为手指任何时候都应该以同样的一种状态去触键，这种错误的信念会带来很大的危害）。

当然，不应该使小指"躺"在琴键上，因为这会使它不能进行积极的工作。另外，毫无疑问的是在手指进行积极工作时所要求的重心移位，要比手指作为手臂的继续和延长所要求的小得多。但是手臂如果过分积极，那么它的动作就会是沉重的、不灵活的，重心移位的敏锐的可能性就会受到限制。

配合动作在调节泛音效果方面也有着非常重要的作用。手臂几乎是经常不断地活动，这会保证反冲力的准确性。最简单的华彩都可能要求复杂的配合动作。例如，莫扎特的《A大调奏鸣曲》（K.331）结尾伴奏的华彩。

在莫扎特《土耳其进行曲》的尾声中，纵向运动占据首位。各个音相互之间并不分开，甚至第三个强拍十六分音符都需融合到乐曲的总进程中去。配合动作具有合成的性质，因此对它进行准确的分析是非常困难的。因为经常都是同时要求各种不同类型的配合，不能孤立地练习一种配合动作（比如只是纵向动作，或者只是回转动作等）。最好是能够引导学生根据乐曲的任务来正确地运用这些动作。前提条件是手臂的自由。手臂不受拘束，就能产生最敏捷的配合，使手指几乎不被察觉地进入弹奏状态。要想获得同时进行大幅度的手臂统一动作和手指适当的配合动作的能力，需要长时期地、顽强地练习。

常见的错误是硬行规定配合动作的姿势，如圆形、半圆形等。诚然，有时这种动作确实是按半圆形或椭圆形进行的，但是这只是少数的情况。通常这种动作是相当复杂的，况且在多数情况下配合动作要求同时以各种不同的姿势进行。对统一动作进行各种改变，结合着积极的挥动，就会产生各种各样的配合。不可能把它简单化地规定为死板的公式，那无异于伪造这类动作的特性。

在弹奏过程中，演奏者随时都在进行配合动作。虽然这些配合动作主要是取决于纯机械性问题的解决，但是仍然可以在运用这类动作时确定某些音乐性的基础。配合动作的相对意义及其运用的范围，是受作品的风格和性质制约的。

（三）慢速弹奏训练

为缩短机械性工作的时间，慢速练习也是一种常用的方法。在练习慢速乐曲时，练习的速度以及全部技巧解决，可以按乐曲的要求并且和我们的音乐构思完全吻合。但是，对作品的慢速练习，音乐效果不是唯一的目的。放慢速度，一方面可减轻背乐谱的困难，另一方面也是为了训练技巧。在放慢速度的情况下，动作较易于成为自动化。

根据第一项和第二项的点进行练习，必须具备一个先决条件，即按放慢的速度必须保证每个音同其他音的时值相适应。也就是说，在这种情况下不能事先准确地规定慢速练习的速度。速度放慢的标准是在快速中也可准确地应用这些动作。在特别慢的速度中，通常的弹奏倾向于不用手指而用整个手臂完成弹奏。这种练习可能对记忆、对掌握指法有用，但是最后对技巧却是有害的，因为达到自动化的完全不是演奏所需要的动作。

很多所谓技巧"灵活的"钢琴家，由于练习方法不对头，往往感觉到手指不如从前那样听话，虽然他们练琴的时间并未减少。有时一个钢琴家在 20 岁时没遇到过技巧困难，在三四十岁时突然在从前可以轻易解决的课题面前碰上了困难，原因就是他在练琴过程中用错误的动作组合代替了从前正确的组合。

为增强控制力，应当采用各种不同程度的放慢速度。同时应当注意，速度无论较快还是较慢，都要掌握动作的每个部分。对于训练技巧来说，慢速练习完全不可缺少。但同时，应尽可能将慢速练习音乐作品减少到最低限度。尤其是因为慢速练习时，注意力会自然地减弱，就是说某些动作一定会受到歪曲。这样一来，练习时间过长，就会带来很严重的弊害。

弹奏者不要总是一成不变地练习同一首乐曲，练习方法应该与自己的体力和精神状态相适应。在同一首乐曲的练习过程中，可视需要，有时侧重于控制力，有时侧重于流畅性。钢琴家练琴方法是否正确，其前提是使自己养成一种能够准确判断何种练习方法在何时是最有益的能力。这一方面要求有意识地工作，另一方面也在于弹奏者对自己的内在素质能有一种不自觉的习惯性的适应能力。

练习方法的变化更多地取决于作品的性质和风格。慢速练习不是一种现成的万灵药方，必须经常缜密地琢磨哪种控制力和速度更为合适。

在某些情况下，把这两种形式分开练习是有益的。如果弹奏显得不匀称，那么就要慢速地、反复多次地运用提高的控制力来弹奏感到"棘手"的地方。如果因为手指不够流畅而达不到应有的速度，那么，在这种情况下将控制力降到最低限度以进行自由挥动是有益的，换句话说，全部注意力应集中于挥动本身。

音阶、经过句或其他一些只要求同一方向行进的快速技巧形式（类似于滑奏），首先应当用自由挥动的方法进行练习。而在动作方向经常变化的情况下，借助于完全自由挥动的练习，就会像使用两面开刃的武器一样，如果不能完全掌握双手的动作，手指就很容易"跑过头"。这说明，多半只是在技巧练习中才可能做纯流畅练习，因为旋律乐段一般都含有大量的动作换向。但是流畅练习在校正教育中可能是一种很出色的辅助性武器。它可在刹那间使学生痉挛的、笨拙的双手得到解放，如同一种魔力一般。

方向的变换和细微的力度差别，要求具有高度控制力的弹奏，并使各手指的挥动不可能完全自由。控制力表现在准确地完成每次弹奏和抬指之中。指尖在整个挥动过程中都受到轻微的控制，因此，每次弹奏的强或弱都受意志支配。练习时尽管动作幅度增大，手指也应尽可能地表现出音乐上的音响效果。同时，为了增强流畅性，随着放慢了的速度加大挥动的幅度并有力地弹奏，而不必十分控制手指。控制力的运用不能充分发挥手指活动的能力，也就是说，练习的速度会比单纯地练习流畅弹奏的速度稍快一些。此外，为协助控制力，手指的弯曲程度应该同快速弹奏的要求相适应（手指的弯曲度取决于手指的长度，视每个弹奏者的具体情况而定）。如果弹奏只是追求速度，那么慢速练习就要使用完全伸直的手指，一方面是为了充分运用手指的活动能力，另一方面也可更好地发挥迅速收缩的骨间肌的积极作用。

（四）节奏控制力训练

控制力训练的一个重点是节奏变体训练。这些变体对下列情况都是必需的，即克服指法困难、矫正笨拙的姿势和吃力的触键等，也就是说凡是要求多次重复练习的都是必需的。单调的重复在超过一定的限度时，就会妨碍注意力的集中，从而使得弹奏变得更加机械化。节奏变体从新的角度揭示技巧难点，由于它们具有多样性，从而可减少机械性的危险。然而，在运用节奏变体时也得注意，要坚决避免另一个极端现象的出现，即练习乐曲时每个小节都逐一地变换节奏。因为变体无论弹奏得多么好，多么富有音乐性，它总不会同产生它的乐曲完全一样。因此，作品的各种技巧细节如果可以掌握，就不应运用节奏变体，因为这些变体从真正的音乐力度形成的观点来看，都是有害的。节奏与力度差别不可分割。不言而喻，节奏的变动会破坏这种对应关系。

那些使技巧同音乐形象脱节的人，往往不能正确地运用节奏变体。借助于变体虽可取得手指和手臂动作表面上的某种准确性，但是当这种表面效果成为追求的目的时，弹奏就会产生一种冷漠的无动于衷的印象（甚至当演奏者有着鲜明、正确的音乐形象时也是如此。他的手指不是按照他的愿望动作，因为他并不把手指的活动同乐曲紧密相联，而是追求动作本身）。

为了掌握某一项技巧细节，任何时候都要缜密地选择节奏变体。例如，为了练习简单的连奏而去运用震奏式的节奏绝不会合适，后者会轻易地把需要的指触变成手臂的跳动。但是对某一连奏乐句中的特强处来说，采用震奏的方法练习特强的音却会是有益的。

第三节　钢琴教学的课程形式与实践探索

从教学人数的划分来看，钢琴教育课程的课型主要有个别课、小组课和集体课教学：个别课教学就是我们通常所说的一对一教学；小组课教学通常是指两三个学生或五六个学生在一起上课的教学组织形式；关于集体课教学的人数，并没有统一的规定，有的学校是16人左右，有的学校是 30 人左右，甚至更多。三者各有所长与所短。为此，本节先探讨钢琴个别课、小组课、集体课教学的理论概要，如特点、优势、局限等，然后对钢琴个别课、小组课、集体课的实践维度展开探讨，如实践环节、实践方法、教学分析等。

一、个别课的教学与实践

(一) 钢琴个别课教学理论概要

1. 个别课教学的特点

钢琴个别课教学又称个别课，即钢琴小课。这种教学形式主要侧重于学生专业技能的培养，其最大的特点是因材施教、针对性强，具体表现在以下几个方面。

(1) 灵活性：个别课教学的灵活性主要表现在教学方法的使用上，因为它可以随时随地针对个体调整教学方案和方法。

(2) 针对性：个别课教学采取一对一的模式，所以针对性强必然是其特点之一。

(3) 互动性：因为个别课教学的课堂上只有一名教师和一名学生，所以二者都必须参与到教学活动中来，这样，师生之间的互动就更加频繁。

(4) 稳定性：个别教学活动的展开都是围绕一名学生来完成的，所以教学活动可以根据这个进度进行安排。

2. 个别课教学的优势与局限性

(1) 优势。能够做到因材施教：钢琴具有很强的技艺性，学习者之间的能力各有不同。所以，有必要结合学生的自身情况来开展针对性的教学活动，个别课教学的方式，为教师"因材施教"提供了条件，针对不同的学生，教师可以采取不同的教学方法，并结合学生对教学内容的掌握程度，及时调整教学方案和计划。

容易实施、操作和配合：个别课的教学活动有一定的教学计划，但是其具体的组织和安排是可以根据实际情况进行调整的，这一点与集体课相比是较为突出的优势之一，因为教学对象只有一个人，所以教学活动的时间和形式都相对灵活，容易获得学生的理解和配合。

能够弥补小组课和集体课的不足：在集体课或者小组课上，很难做到将演奏过程和作品的情感表达以循序渐进的方式联系在一起，但是个别课的教学方式是可以实现的。所谓的循序渐进不单单是反映在演奏技巧的培养上，还包括情感和作品内容等方面。想要实现由简单到复杂的过渡，在学习开始时，就应该将技术学习和情感表达的训练放在同等重要的位置。在学习完技巧之后再进行情感表达的训练方式是错误的。

（2）局限性。多年来，我国高校音乐专业的招生人数不断增加，个别课的教学方式必然会导致师生比例的不协调。同时，因为琴房是开展个别课教学的主要地点，所以会影响到学生对琴房的使用率。

（二）钢琴个别课教学实践维度

面对多元的教学个体，钢琴个别课教学往往呈现出多元的教学风格与特点。钢琴个别课的教师都面临着如何以学生为本、激发学生学习热情这一问题。

1. 钢琴个别课教学实践的环节

钢琴个别课的教学包括以下几个主要的环节，首先从确定问题开始，以此开展相应的教学内容。

（1）寻找问题。确定演奏者练习时的演奏水平和理想状态下演奏水平的差距，是寻找问题的关键。因此，要从下面五点来考虑问题：①学生的真实水平要与教学作品的数量和篇幅相匹配；②学生的真实水平要与作品的难易程度相匹配；③学生掌握一个曲目所需要的时间是不是太久？④学生家长的经济实力是否能够支撑学生长期学习钢琴；⑤学生是否具有音乐理论等基础知识或者学习相关的音乐知识？

（2）确定原因。可以通过与学生沟通和交流，了解学生的真实情况，收集学生的意见和建议来确定原因。换句话说，通过交流的方式，将学生们的创造力激发出来，并将全部的影响因素罗列出来：一般情况下，问题产生的原因主要包括以下几个方面，见表7-1。

表7-1　产生问题的原因

人的因素	人为的举止干扰了学生的学习
设备	学生的演奏乐器或者其他设备出现了故障
方法	钢琴教学中所采用的某一方法不适合学生
教材	教材选用不当
环境	学生受课堂或课后练习环境的影响，影响了学习的进度

　　在寻找原因和设计方案两者之间，很多人都倾向于将大部分精力放在设计方案上面。这样就会导致人们在没有确定原因的情况下，盲目地进行方案设计。

　　为此，应该用80%的时间找出原因，用20%的时间设计方案。

　　（3）设计方案。采用"头脑风暴法"同样有助于产生更多的设计方案，使师生有更多解决问题的策略。然而，当面临诸多方案时，师生将如何选择？如何甄别出最佳的方案？为此，可以设计一个简单的方案表，用于罗列正面与负面的意见。在方案表中，可以记录师生对解决方案的态度与意见。方案表的左侧记录解决方案的正面意见，右侧记录解决方案的负面意见。

　　（4）解决问题。只有将解决方案应用于实际的练习过程，才能从根本上解决问题。解决问题的核心主要包括以下几个方面："将作品中的技术难点进行标记""注重对作品的力度标记""在理解乐谱的基础上进行弹奏""和学生家长核实学习计划"、对"落提"进行"单独练习"、"减慢困难片段的练习速度，循序渐进地完成整个练习"等。

　　2. 钢琴个别课教学的分析

　　钢琴个别课的教学案例中，可以看到"对话"在钢琴教学中的重要作用。个别课教学方式的实现，离不开师生之间的交流和合作。这种教学方式注重发挥学生在教学过程中的作用，让学生积极参与到发现问题、解决问题的过程当中；同时，学生从被动的接受者转变为主动的参与者，让教学过程更加具有针对性、目的性。

二、小组课的教学与实践

（一）小组课教学理论概要

1. 小组课的特点

小组课采取的是一对多的教学模式，课堂上只有一名教师，学生的数量在 2~5 个人之间。这些学生的学习能力和素质大致相同，可以采用相同的素材和方式完成钢琴的教学。小组课的教学模式符合新时代课程改革的发展趋势，所以，在我国的高校中应用也比较广泛。

这种教学方式尤其适用于进行演奏观摩和教授演奏技巧。通过小组课教学，能够解决学生个性和共性的特点，其中，集体练琴的方式解决了共性特点，个别演奏的方式解决了个性特点。这种教学模式不仅可以避免教学资源的浪费，还能够加强学生之间的沟通和互动，有利于他们综合能力的提升。

2. 小组课的优势

小组课的优势主要体现在以下几个方面。

（1）有效弥补集体课与个别课的不足，通常小组所具体的研究范畴和合作属性是大的集体课以及单个的个别课所无法替代的。

（2）可操作性强。小组课的实施可以根据学生的年级和实际的人数来尽心调配，具有操作和实时性。

（3）程度分级。小组课同样能实现因材施教的目的，通常按照程度进行分组。

（二）钢琴小组课教学实践维度

在学习钢琴课程时，小组课的教学模式弥补了集体课教学的某些不足，上课地点通常会选择在琴房。在进行小组课教学时，老师要进行耐心细致的讲授，并亲自进行示范，这样就可以给予学生直观的视觉感受，另外，教师要及时纠正学生在弹奏手法上存在的问题。

三、集体课的教学与实践

（一）钢琴集体课教学理论概要

集体课，也叫作"大课"，指的是一名老师向一个班级的同学进行授课的方式，学生的数量在十几个到几十个之间。这种授课模式的适用范围较为广泛，不仅可以用于钢琴理论课的讲授，还能完成与技能训练相关的实践性教学活动。

（二）集体课的优势与局限性

1. 集体课的优势

与其他两种教学方式相比，集体教学模式具有较强的系统性、基础性和理论性。与此同时，学生之间的教学进度相对一致，便于他们相互交流和学习，培养他们的团队精神和意识。

钢琴集体课教学还能方便学生灵活地选择上课时间。当学生无法参加某一节集体课时，可以选择同一内容其他时间段的上课时间。

在钢琴集体课教学中，当钢琴学习转化为一种合作过程时，学生更容易在合作学习的氛围中受益。合作学习更强调在多人参与的钢琴学习模式中，学生之间取长补短、互助合作的学习氛围。

2. 集体课的局限性

因为学生数量相对较多，集体课的授课模式只能解决学生的共性问题，对学生的个性问题重视程度不够，这样，学生的个性无法得到培养和发展。

（三）钢琴集体课教学实践维度

1. 钢琴集体课教学实践的环节

从教学内容来看，钢琴集体课包含多个教学环节：和声学习、作品学习、即兴弹奏伴奏和合奏学习等。

2. 钢琴集体课教学实践的分析

在集体课的学习过程中，学生能够凭借观摩来评判各自的学习情况。尤其是其多点互联的教学模式，促进了教学信息的传达。

（1）教学设备。目前来看，钢琴教学设备使用的主要是一些现代化的电子设备，包括电脑、钢琴以及 DVD 播放设备等。与传统钢琴教学相比，钢琴集体课的教学设备更加多元，包括多媒体投影仪、CD 播放器、数码钢琴等。

（2）教学内容。集体课教学的内容丰富多样。想要了解其主要教学内容，可以通过分析具体的教学实例来完成。

（3）教学模式。钢琴集体课教学中钢琴的摆放位置包括"非理想摆放"和"理想摆放"两种。在"非理想摆放"的钢琴集体课教学中，教师面向所有学生，形成了一名老师向多名学生讲课的形式。钢琴放在"理想位置"时，教师会把学生划分为两个小组，教师在钢琴的两边了解学生的学习情况，并和学生进行交流、互动。

如果课堂上学生的数量不多，比如只有 5 个人左右的小组课，教师可以对课堂进行调整设计：学生排成两列，老师站在两列之间。在这种教学形式下，老师不仅可以了解学生的学习状况，还便于师生以及生生之间的相互交流。

参考文献

［1］ 胡千红. 钢琴音乐流派与风格特征［M］. 长沙：湖南文艺
出版社，2013.

［2］ 吴晓娜，王健. 钢琴音乐文化［M］. 武汉：武汉大学出版
社，2011.

［3］ 周为民. 钢琴艺术的多维度研究［M］. 北京：人民出版
社，2011.

［4］ 焦元溥. 游艺黑白——世界钢琴家访谈录（上）［M］. 北
京：生活·读书·新知三联书店，2010.

［5］ 王昌逵. 中国钢琴音乐文化［M］. 北京：光明日报出版
社，2010.

［6］ 杨洪冰. 中国钢琴音乐艺术［M］. 北京：清华大学出版
社，2012.

［7］ 乔治·考切维斯基. 钢琴演奏的艺术［M］. 北京：人民音
乐出版社，2010.

［8］ 李小莹. 当代美国高等钢琴教育的理念与实践［M］. 北京：
中国传媒大学出版社，2014.

［9］ 但昭义. 少儿钢琴教学与辅导［M］. 北京：人民音乐出版
社，2011.

［10］ 常文海，常超. 从零起步轻松学钢琴［M］. 上海：上海音
乐出版社，2010.

［11］ 樊禾心. 钢琴教学论［M］. 上海：上海音乐出版社，2011.

［12］ 李和平. 现代钢琴集体课教程［M］. 上海：上海音乐出版
社，2010.

［13］ 韩利，陈娟娟，谭勇. 钢琴艺术在中国［M］. 北京：民族

出版社，2011.

［14］王大立，杜刚. 中国钢琴作品（精选 1、2）［M］. 广州：
暨南大学出版社，2012.

［15］陈祖馨. 钢琴教学新思路［M］. 上海：上海音乐出版
社，2011.

［16］杨苂. 实用钢琴基础教程［M］. 北京：科学出版社，2011.

［17］周为民. 钢琴艺术的多维度研究［M］. 北京：人民出版
社，2011.

［18］班诺维茨. 钢琴踏板法指导［M］. 上海：上海教育出版
社，2010.

［19］吴燕，谢晓英. 少儿钢琴教学艺术十论［M］. 太原：山西
人民出版社，2011.

［20］常爱玲. 中国钢琴艺术史研究［M］. 济南：山东教育出版
社，2010.

［21］张超群. 钢琴在中国［M］. 北京：中国文联出版社，2015.

［22］周勇，周婉怡. 钢琴音乐文化的流变与发展［M］. 北京：
中国纺织出版社，2018.

［23］王燕. 音、诗、画——中国风格钢琴音乐研究［M］. 北
京：中国书籍出版社，2017.

［24］王梅. 中国音乐文化与钢琴音乐研究［M］. 济南：山东大
学出版社，2016.

［25］陈才英. 音乐欣赏［M］. 北京：北京师范大学出版
社，2011.

［26］周薇. 西方钢琴艺术史［M］. 上海：上海音乐出版
社，2011.

［27］朱廷丽. 西方钢琴艺术教程［M］. 长春：吉林大学出版
社，2010.

［28］赵晓生. 钢琴演奏之道（3 版）［M］. 上海：上海音乐出
版社，2011.

［29］蓝田棉. 钢琴教育教学与实践问题探论［M］. 北京：中国

水利水电出版社，2018.

[30] 修海林. 中国古代音乐教育［M］. 上海：上海教育出版社，2011.

[31] 周勇，周晋. 肖邦 c 小调练习曲（革命）的音乐伦理价值——基于音乐学原理的教学分析［J］. 当代音乐，2015（10）.

[32] 李琴. 中西方钢琴音乐文化发展研究［M］. 北京：中国书籍出版社，2013.

[33] 伍雍谊. 中国近现代学校音乐教育［M］. 上海：上海教育出版社，2011.

[34] 廖乃雄. 论音乐教育［M］. 北京：中央音乐学院出版社，2011.

[35] 格劳特，帕利斯卡. 西方音乐史［M］. 余志刚，译. 北京：人民音乐出版社，2010.

[36] 刘琉. 菲伯尔钢琴基础教程［M］. 北京：人民音乐出版社，2012.

[37] 王海波. 钢琴教学的系统科学方法［M］. 北京：人民邮电出版社，2017.

[38] 中国艺术研究院音乐研究所. 杨荫浏全集［M］. 南京：江苏文艺出版社，2010.

[39] 韩利，陈娟娟，谭勇. 钢琴艺术在中国［M］. 北京：民族出版社，2011.

[40] 高新颜. 拜厄钢琴基础教程［M］. 北京：人民邮电出版社，2015.